DE L'OBLITÉRATION

DES

ARTÈRES DANS LES ANÉVRISMES.

ON TROUVE CHEZ LE MÊME LIBRAIRE :

AMUSSAT. Table synoptique de la Lithotripsie et de la Cystotomie hypogastrique ou mieux postéro-pubienne, 1 feuille grand-aigle à 8 colonnes avec figures. Paris, 1832.　　　3 f. 50 c.

　　Idem, in-4° cart.　　　3 f. 30 c.

Cette table est partagée en deux grandes divisions : la première, consacrée toute entière à l'histoire et aux progrès chronologiques de la lithotripsie, se subdivise elle-même en deux sections; la première embrasse tout ce qui a rapport à l'art de détruire la pierre, depuis le temps d'Hippocrate jusqu'en 1822, et démontre combien cette longue période a été stérile pour la lithotripsie; la seconde comprend tous les documens relatifs à la découverte de la lithotripsie et à son perfectionnement, depuis le moment où M. Amussat a donné l'impulsion à cette opération, par ses travaux sur l'urètre.

La seconde division, consacrée à la partie dogmatique, peut servir de manuel à tous ceux qui veulent apprendre méthodiquement la lithotripsie et la cystotomie.

AMUSSAT. Concrétions urinaires de l'espèce humaine, classées sous le double rapport de leur volume et de leur forme, pour servir à indiquer les difficultés que l'on peut rencontrer en pratiquant la lithotripsie et la cystotomie. Paris. 1832, une feuille grand in-fol., avec 78 figures.　　　2 f. 50 c.

　　Idem, avec fig. coloriées.　　　6 f. 50 c.

AMUSSAT. Leçons sur les rétentions d'urine, causées par les rétrécissemens du canal de l'urètre, et sur les maladies de la prostate, publiées sous ses yeux par M. A. Petit (de l'île de Ré), docteur en médecine de la Faculté de Paris, Paris, 1832, 1 vol. in-8, br. avec 3 planches.　　　4 f. 50 c.

AMUSSAT. Leçons; seconde partie, les maladies de la vessie, la taille et la lithotripsie etc., publiées sous ses yeux par L. Labat, D. M. P. 1 vol in-8, avec figures, 1834.　　　4 f. 50 c.

BLANDIN. Parallele entre la taille et la lithotripsie *Paris*. 1834, 1 vol. in-8, de 168 pages.　　　3 f. 50 c.

JOBERT (de Lamballe). Traité théorique et pratique des maladies chirurgicales du canal intestinal. *Ouvrage couronné en 1829 par l'Institut royal de France. Paris*, 1829, 2 vol. in-8, br.　　　12 f.

JOBERT (de Lamballe). Plaies d'armes à feu, Mémoire sur la cautérisation, et description du spéculeum à bascule. *Paris*, 1833, 1 vol. in-8° avec 2 figures.　　　7 f. 50 c.

LABAT. De la Rhinoplastie, art de restaurer ou de refaire complètement le nez par le greffement d'un lambeau; emprunté soit au front, soit au bras, soit à d'autres parties du corps. 1 vol. in-8° avec 8 planches lithographiées, 1834. 7 f.

LEPELLETIER (de la Sarthe). Des hémorroïdes et de la chute du Rectum. Paris, 1834, 1 vol. in-8.　　　3 f. 50 c.

MALGAIGNE. Manuel de médecine opératoire, fondée sur l'anatomie normale et l'anatomie pathologique. *Paris*, 1834, 1 vol. grand in-18, de 800 pages.　　　6 f.

IMPRIMERIE DE E. DUVERGER,
RUE DE VERNEUIL, N. 4.

DES DIVERSES MÉTHODES

ET

DES DIFFÉRENS PROCÉDÉS

POUR

L'OBLITÉRATION DES ARTÈRES

DANS LE TRAITEMENT DES ANÉVRISMES;

DE LEURS AVANTAGES ET DE LEURS INCONVÉNIENS RESPECTIFS.

Par J. LISFRANC,

VICE-PRÉSIDENT DE L'ACADÉMIE ROYALE DE MÉDECINE,
CHIRURGIEN EN CHEF DE LA PITIÉ, etc., etc.

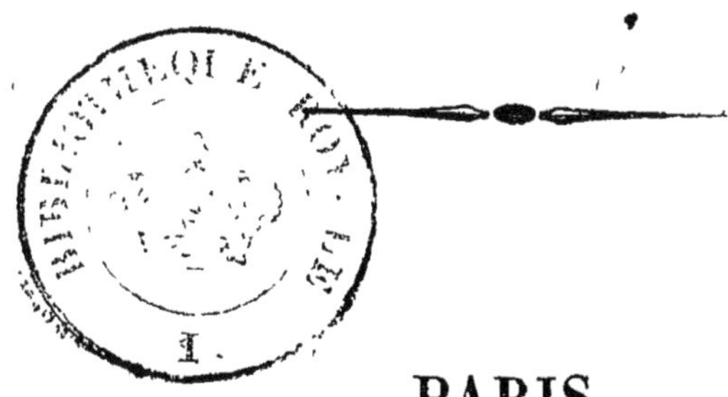

PARIS,

GERMER-BAILLIÈRE, LIBRAIRE,
RUE DE L'ÉCOLE-DE-MÉDECINE, Nº 13 (*bis*).
A LONDRES, J.-B. BAILLIÈRE,
219, REGENT STREET.
EN BELGIQUE, CHEZ TOUS LES LIBRAIRES.
1834

DES DIVERSES MÉTHODES

ET DES DIFFÉRENS PROCÉDÉS

POUR

L'OBLITÉRATION DES ARTÈRES

DANS LE TRAITEMENT DES ANÉVRISMES;

DE LEURS AVANTAGES ET DE LEURS INCONVÉNIENS RESPECTIFS.

§ Ier. Considérations préliminaires.

Avant d'exposer et de discuter les différentes méthodes proposées pour obtenir l'oblitération de l'artère dans les cas d'anévrisme, il n'est pas hors de propos de dire quelques mots sur la nature, les causes et l'anatomie pathologique de cette affection.

Quelques auteurs ont voulu trouver la définition de l'anévrisme dans son étymologie même, et, comme on peut le croire, les dérivatifs n'ont pas manqué. Il suffit, pour faire voir tout le vide de semblables recherches, de rappeler que les premiers auteurs qui ont parlé de l'anévrisme donnaient ce nom au thrombus, au goître, aussi bien qu'à l'épanchement de sang produit par la lésion d'une artère. Les modernes ont donc beaucoup restreint la signification de ce mot, en l'appliquant seu-

I

lement aux tumeurs formées par le sang artériel et communiquant avec une artère.

Cette définition étant la plus générale et en même temps la plus nette qu'on puisse donner, on prévoit que nous ne saurions admettre toutes ces distinctions d'anévrismes vrais, faux, mixtes, primitifs ou consécutifs, source de confusion et de stériles débats parmi les auteurs qui les emploient. L'anévrisme, suivant la cause qui le produit, est traumatique ou spontané.

On distingue dans les anévrismes traumatiques un prétendu *anévrisme faux primitif*, ou anévrisme diffus, qui n'est autre chose qu'un extravasation de sang artériel dans le membre par suite de la piqûre de l'artère.

La plupart des auteurs l'ayant accepté sous ce nom, et plusieurs ayant proposé contre cette lésion des procédés particuliers, nous ne pourrions le rejeter de notre sujet sans risquer d'en faire une histoire incomplète ; toutefois je pense qu'il serait plus à propos de ne décrire, comme véritable anévrisme traumatique, que celui dans lequel le sang, sortant par l'ouverture de l'artère, s'est formé un sac aux dépens des tissus qui l'avoisinent.

Quelles sont les parties qui concourent le plus souvent à la formation de ce sac ? C'est une question qui n'est pas suffisamment résolue. Nous savons seulement que le sang peut franchir à la fois les parois et la gaîne de l'artère, et former un sac anévrismal dans le tissu cellulaire extérieur ; ou bien être arrêté par la gaîne artérielle qui constitue alors les parois du kyste ; ou enfin s'arrêter à la paroi externe même de l'artère qu'il détache des deux autres; et alors l'anévrisme traumatique ressemble parfaitement à la variété la plus commune d'anévrisme spontané. Mais il ne faut pas croire que ce soit là un phénomène ordinaire. M. Amussat a cherché à produire artificiellement cette sorte d'anévrisme en rompant les membranes internes de l'artère au moyen de mâchures multipliées, en décollant même ces membranes rompues de la tunique externe par son procédé de refoulement. Jamais il n'est parvenu de cette manière à produire même un commencement d'anévrisme. Je n'ignore pas que certains expérimentateurs disent avoir produit des anévrismes à volonté, en brisant les tuniques internes au moyen de deux coups de pince, comme si l'on voulait enlever un losange du tube artériel; mais ses résultats sont trop éloignés de ceux que l'on obtient d'ordinaire pour mériter une grande confiance. Le seul exemple d'anévrisme artificiel que je connaisse a été produit par M. Amussat sur une artère qu'il avait traversée avec deux épingles; le sang s'épancha entre la tunique externe et la tunique moyenne, et il y eut là un anévrisme; chose difficile à expliquer, car aucune autre expérience tentée depuis dans le même sens n'a produit le même résultat.

Une circonstance anatomique qu'il importe de noter, c'est que, dans ces anévrismes traumatiques, l'extravasation sanguine a plus ou moins envahi les tissus qui avoisinent le sac; les muscles, les tendons, les veines, les nerfs sont colorés en rouge, plongés dans un tissu infiltré d'une lymphe sanguinolente, en sorte qu'il est extrêmement difficile de distinguer l'artère au milieu de ce désordre.

Mes recherches d'anatomie pathologique ne me permettent pas d'admettre, avec les auteurs, que, dans ces cas, l'artère elle-même n'est jamais enflammée et ne présente d'autre altération que celle qui résulte de la cicatrice de l'ouverture qu'elle présente. Je sais bien que ce sont là les circonstances les plus communes et qu'il est extrêmement rare de ne pas les rencontrer, mais j'ai disséqué un anévrisme faux consécutif poplité du volume de la tête d'un fœtus de cinq ou six mois. Cette tumeur comprimait fortement l'artère dont le calibre au-dessous de l'ouverture avait au moins diminué d'un tiers; cette diminution de la capacité du vaisseau s'étendait à trois lignes environ au-dessus de son ouverture, mais plus haut, et jusqu'à un pouce au-dessus de l'anneau du troisième adducteur, l'artère avait presque doublé de largeur. Il n'y avait dans ce point dilaté du vaisseau aucune rupture de ses membranes, mais les parois de l'artère étaient épaissies sans inflammation appréciable; elles étaient plus friables que les autres parties du vaisseau.

Les anévrismes spontanés ont d'autres caractères ; le premier fait capital de leur histoire, fait trop long-temps négligé, et sur lequel M. Malgaigne a appelé l'attention dans ces derniers temps, c'est que l'anévrisme est une affection presque exclusivement propre au système aortique. En effet je dois dire que, sur plus de trois cents observations d'anévrismes observés dans ma pratique ou recueillis dans les auteurs, je n'ai rencontré que deux cas, encore sujets à objection, où cette affection occupât l'artère pulmonaire. Cette remarquable exclusion coïncide avec un fait anatomique qui sert, jusqu'à un certain point, à l'expliquer, et c'est ici le lieu d'entrer dans quelques détails sur la texture des artères, qui pourront bien n'être pas d'accord avec ce qu'on enseigne généralement, mais qu'il est facile de vérifier sur le cadavre.

On distingue aux artères trois tuniques : l'une externe, formée d'un tissu cellulaire en quelque sorte feutré, forte, résistante, extensible; c'est la tunique celluleuse. La seconde, ou tunique moyenne, se compose de fibres spirales qui font deux ou trois fois le tour de l'artère; au moins est-il difficile de les suivre dans une plus grande longueur. Elles sont jaunâtres et sèches dans l'aorte, rougeâtres et humides dans les petites artères. Comparées par les uns au tissu musculaire, par d'autres au tissu fibreux élastique des vertèbres, il nous suffit, sans prendre part à cette discussion, de faire remarquer que leur disposition spirale, figurée comme celle des ressorts de bretelle, rend parfaitement compte d'une certaine extensibilité dont la membrane jouit dans le sens de sa longueur, mais surtout de la rétractilité qu'elle déploie quand elle a été tiraillée et déchirée. En outre, elle diffère certainement du tissu fibreux élastique par la facilité avec laquelle elle se laisse couper sous la moindre pression, soit par la ligature, soit avec les pinces, ou même avec l'ongle. Reste enfin la tunique interne, comparée tantôt à une muqueuse, plus raisonnablement à une séreuse, et qui, selon les auteurs, est mince, lisse, polié, transparente, etc. Or, si ces caractères conviennent bien à la tunique interne de l'artère pulmonaire, il n'en est pas ainsi de celle de l'aorte.

Si en effet on dissèque avec soin la tunique interne d'une grosse artère aortique, on trouve d'abord une pellicule mince et transparente qui tapisse l'intérieur du vaisseau ; plus en dehors un tissu dense, dur, cassant, ne pouvant s'enlever que par écailles, et formant véritablement une tunique à part, composée de plusieurs feuillets entre la tunique fibreuse et la tunique séreuse. C'est cette tunique spéciale que M. Maigaigne a nommée tunique *scléreuse*, qui donne aux parois de l'aorte une consistance plus forte que celle de l'artère pulmonaire ; de telle manière que, à calibre égal, l'aorte, divisée en travers, offre une bouche presque circulaire, tandis que l'artère pulmonaire est évidemment affaissée. Quand des concrétions de diverses natures, plâtreuses, stéatomateuses, cartilagineuses, ou enfin des points d'ossification se montrent dans l'aorte, ils affectent presque constamment cette tunique ; et il est bien remarquable qu'il n'existe dans la science aucun exemple bien constaté d'ossification siégeant dans l'artère pulmonaire. Si, autour de ces artères aortiques ainsi constituées, nous ajoutons une gaine celluleuse qui les environne et qui est suffisamment connue, nous aurons une idée complète de l'organisation des artères à l'état normal.

Lorsqu'un anévrisme s'en est emparé, si on les soumet à une dissection attentive, on trouve ces diverses tuniques plus ou moins altérées dans leur texture et leurs propriétés. Elles sont généralement épaissies, ramollies, parsemées de diverses concrétions, et dans les points correspondant à l'anévrisme, et même au-dessus et au-dessous de la tumeur. Cette altération, quelle qu'en soit la nature, a ôté aux tuniques leur élasticité; elles se laissent distendre par l'effort du sang; de là l'anévrisme. Tantôt la dilatation n'a lieu que d'un côté de l'artère; d'autres fois elle occupe toute la circonférence. Tantôt les trois tuniques sont dilatées à la fois, phénomène dont on a long-temps contesté la réalité, mais que plusieurs observations bien authentiques ont mis hors de toute espèce de doute. Plus souvent les tuniques internes moins extensibles se sont divisées, et le sac est formé uniquement par la tunique externe ou celluleuse. Il est d'autres variétés de forme dont je n'ai pas à m'occuper ici, quoique les auteurs les aient notées presque toutes d'un nom particulier; mais d'une part il est à peu près impossible de les deviner avant l'opération, et cette connaissance même serait encore à peu près inutile au chirurgien. Ce qu'il importe seulement de se rappeler, c'est que l'altération des parois artérielles s'étend au-delà de l'anévrisme, en sorte que plus les moyens d'oblitération sont éloignés de la tumeur, plus ils offrent de chances de sécurité et d'efficacité à la fois. Chez quelques sujets enfin l'altération occupe une très grande étendue du système artériel; aussi voit-on sur la même artère ou sur d'autres deux anévrismes et même davantage; il y a là ce qu'on peut appeler une *diathèse anévrismale.*

Je renverrai aux auteurs pour l'anatomie pathologique des anévrismes variqueux, qui sont le plus ordinairement le produit d'une cause traumatique.

Il serait intéressant de savoir quelles sont les causes déterminantes de l'anévrisme, les professions qui y exposent, afin d'en tirer des conséquences utiles pour la prophylactique; mais ce travail long et pénible devrait, pour donner des résultats importans, être fait sur une grande échelle, et le défaut de détails dans la plupart des observations ne permet pas toujours d'en tirer le parti qu'on désirerait. J'ai cherché du moins à reconnaître l'influence du sexe et de l'âge, et la fréquence comparative des anévrismes sur les diverses artères.

Sous le rapport du sexe, on sait en général que les femmes sont moins sujettes aux anévrismes que les hommes; mais il y a quelque chose à ajouter aux calculs des auteurs. Wilson dit avoir ouï J. Hunter affirmer qu'il n'avait pas rencontré une seule femme atteinte d'anévrisme vrai, c'est-à-dire spontané. Hodgson a rassemblé 63 cas d'anévrismes dont 29 de l'aorte, et la proportion était de 56 hommes sur 7 femmes, ou de 8 à 1. J'ai recueilli et fait recueillir une masse de 154 observations d'anévrismes, dans lesquels je n'ai compris que ceux qui peuvent faire l'objet d'une opération chirurgicale; la proportion a été de 141 hommes pour 13 femmes, ou à peu près comme est 11 à 1. On voit que les résultats de Hodgson sont largement modifiés par les miens.

Le même auteur a cherché à déterminer la fréquence des anévrismes pour chaque artère; mais ses résultats étaient fort incomplets. J'ai trouvé des renseignemens précis sur le siége de 179 anévrismes, tous spontanés, ceux de l'aorte exceptés. Voici le tableau de leur fréquence comparative :

1° Artères poplitées........ 59
2° Artère crurale { au pli de l'aine.. 26
à divers points de hauteur....... 18
3° Carotide............... 17
4° Sous-clavière........... 16
5° Axillaire au creux de l'aisselle.............. 14
6° Iliaque externe. 5
7° Tronc brachio-céphal.... 4
8° Humérale............... 5

9° Iliaque primitive...... 5
10° Tibiale antérieure.... 5
11° Artère fessière....... 2
12° Iliaque interne....... 2
13° Temporale........... 2
14° Carotide interne..... 1
15° Cubitale............. 1
16° Péronière........... 1
17° Radiale............. 1
18° Palmaire........... 1

Personne, à ma connaissance, n'a recherché par les faits quel âge était le plus enclin aux anévrismes. J'ai trouvé 101 observations où l'âge des malades était indiqué; elles se répartissent de la manière suivante :

De 13 ans....... 1 cas.
15 à 20...... 3
20 à 25...... 5
25 à 30...... 12
30 à 35...... 24
35 à 40...... 15

De 40 à 45...... 20 cas.
45 à 50...... 17
50 à 55...... 11
55 à 60...... 6
60 à 70...... 3
70 à 80...... 3

Ainsi, c'est de 30 à 50 ans que les anévrismes sont le plus communs; à dix années, en-deçà ou au-delà, la différence en moins est extrêmement sensible ; et avant 20 ans comme passé 60 les anévrismes sont excessivement rares. Je noterai, à ce propos, quoique cela ne rentre pas nécessairement dans mon sujet, que les anévrismes, dits par anastomose, m'ont paru se rencontrer beaucoup plus spécialement avant l'âge de 15 ans, très rarement chez les adultes; je n'en connais aucun chez les vieillards.

La nature guérit quelquefois seule les anévrismes ; quelquefois elle conserve la circulation du sang dans l'artère même, phénomène digne d'admiration et que l'art en vain cherche à imiter ; le plus souvent elle oblitère le vaisseau. Dans tous les cas, ses procédés se passent dans la tumeur anévrismale même, mais il n'est ni de notre sujet, ni de notre intérêt de nous en occuper. En effet, si, dans un grand nombre de maladies, la nature a indiqué la voie aux médecins et aux chirurgiens, il n'en est pas de même ici, et nous verrons que l'art a fait d'autant plus de progrès qu'il s'est plus écarté de la marche de la nature.

§ II. Historique.

Quoique les anciens semblent avoir connu l'anévrisme spontané, la plupart de leurs procédés ne s'adressent guère qu'à l'anévrisme traumatique, chose utile à rappeler pour apprécier mieux leurs idées à ce sujet. Nous nous étendrons avec quelques détails sur cette histoire des opérations proposées contre l'anévrisme, d'autant plus que ni Sprengel, ni même M. Dézeiméris, ne nous semblent exempts ni d'inexactitudes, ni de graves omissions.

Ainsi, il est bien remarquable que la première méthode connue pour le traitement de l'anévrisme ait échappé à tous ceux qui se sont occupés de cette histoire ; elle appartient à Rufus, et voici comme Aétius nous l'a transmise : *Si vas unde emanat sanguis profundum fuerit..., ubi situm ejus et magnitudinem diligenter perspexeris , noverisque numquid vena sit an arteria,* VAS IMMISSA VOLSELLA EXTENDEMUS ET MODERATE CIRCUMELEC- TEMUS. *Ac ubi ne sic quidem cessaverit, vinculo constrin- gemus ; nonnumquam et post vinculi nexum oblique vas incidere cogimur* [1]....

Si l'on compare la première phrase tout entière à celle que Galien emploie dans l'unique endroit où il parle de la torsion, on est tout surpris de rencontrer le même sens, les mêmes tournures, les mêmes mem- bres de phrase ; les mots seuls sont différens. Le temps nous a manqué pour rechercher dans les originaux grecs si les expressions mêmes de Rufus n'auraient pas été prises par Galien qui n'est ici évidemment qu'un co- piste. Toujours est-il que nous retrouvons ici l'origine de la torsion des artères, qui n'est point un fait isolé comme on l'a cru, car Galien la répète, Avicenne la copie, César Magatus la loue, et M. A. Séverin s'en dé- clare encore le partisan au milieu du dix-septième siècle. Nous trouvons ici également la ligature simple, ou, dans certains cas, seulement accompagnée de la section du vaisseau.

Aétius décrivit plus tard un autre procédé qui paraît lui appartenir. L'anévrisme étant situé au pli du bras, il découvrait l'artère à trois ou quatre travers de doigt au-dessous de l'aisselle, y pratiquait deux ligatures entre lesquelles il divisait le vaisseau , ouvrait ensuite sans au- cune crainte le sac anévrismal qu'il vidait complètement, et enfin liait l'artère en ce point *sicut priorem ;* ce qui

(1) Aétius, lib. XIV, cap. 52.

permet de conjecturer avec M. Dézeiméris qu'il y plaçait aussi deux ligatures [1].

La pratique a beaucoup changé dès que nous arrivons à Paul d'Égine; il a deux procédés qui lui sont propres, selon que l'anévrisme est traumatique ou spontané. Dans l'anévrisme spontané, *si ex arteria dilatata tumor obvenerit*, il fait une incision longitudinale à la peau, en dissèque les bords, met à nu l'artère, et, à l'aide d'une aiguille passée sous l'artère, applique une double ligature, après avoir préalablement plongé un bistouri dans le milieu du vaisseau. Le texte est assez obscur; cependant il est naturel de penser que la ponction se faisait dans le sac et que les ligatures étaient placées au-dessus et au-dessous. De cette manière, la méthode préférée par Dionis et par presque tout le dix-huitième siècle remonterait directement à Paul d'Égine, et on voit qu'il n'est pas tout-à-fait exact de dire, comme l'a fait M. Dézeiméris, qu'elle ressemble à celle d'Aétius.

L'autre procédé est pour les anévrismes traumatiques; *si ex ruptura arteriæ creatum sit aneurysma ;* et ici il y a eu certainement une erreur d'impression dans l'article de M. Dézeiméris qui l'applique aux anévrismes spontanés. L'opérateur saisissait toute la tumeur avec les doigts, la traversait à sa base d'une aiguille armée d'un double fil et liait à part chacune des moitiés de la tumeur. Si elle était trop grosse, on passait deux autres fils et on la partageait ainsi en quatre portions étreintes

(1) Aétius, lib. XV, cap. 10.

par quatre ligatures. Le but de ce procédé était d'enlever le kyste artificiel en laissant l'artère intacte ; on le trouve encore conseillé par quelques modernes ; il est probable qu'il n'a jamais été employé [1].

Comme on le voit, nous rayons de cette histoire les noms de Philagrius et d'Antyllus, auxquels on rattache ordinairement plusieurs de ces procédés, sans qu'on apporte même en faveur de cette opinion une raison au moins probable.

Les Arabes ne se bornèrent pas seulement, comme on l'a dit, à copier les Grecs. Pour ne citer ici qu'Avicenne, il indique pour les plaies artérielles la ligature simple, et il fait cette remarque fort judicieuse qu'elle doit être placée entre le cœur et la plaie ; et que si le sang revient dans le bout inférieur par quelque anastomose, il est besoin d'une seconde ligature. Ces idées pourraient se retrouver dans Galien ; mais voici une méthode que j'ai tout lieu de croire originale, et qu'Avicenne applique aux grandes artères.

« Faites une mèche avec des poils de lapin, ou de la toile d'araignée, ou du *cotto* fin (serait-ce du coton?) ou un linge de lin usé, et saupoudrez-la de substances propres à arrêter le sang. Introduisez-la dans l'artère comme un bouchon, et placez par-dessus une ligature solidement serrée [2]. »

Ce ne sont point là des mots jetés au hasard, car les détails et les remarques sur cette opération tiennent

(1) Paulus Ægineta, lib. VI, cap. 37.
(2) Avicenn., lib. IV, fen. 4, tract. 2, cap. 17.

près d'une énorme colonne. On voit que plusieurs de nos procédés nouveaux trouveront encore là une antique origine.

Guy de Chauliac parle le premier de la compression appliquée sur la tumeur, en y ajoutant l'action de substances astringentes. Plus tard nous voyons ce moyen mis en usage par A. Paré, sans résultat satisfaisant; mais ici commence une discussion plus intéressante, puisqu'il ne s'agit de rien moins que de la véritable origine de la méthode d'Anel. On sait que plusieurs auteurs l'ont rapportée à Guillemeau; M. Dézeiméris le nie formellement et prétend que Guillemeau ne fit que suivre la méthode d'Aétius. Nous ignorons ce qui a pu induire ce savant dans une telle erreur; mais il est facile de démontrer que Guillemeau a indiqué en propres termes la méthode d'Anel, et qu'il n'a point suivi celle d'Aétius.

« Pour la guérison, dit-il, la seule ligature du corps de l'artère y est profitable.» Certes ces expressions sont assez claires; elles le deviennent plus encore par ce qui suit. Guillemeau raconte qu'il fut appelé près du fils de M. de Belleville, «auquel après une saignée faite au « ply du bras, lui était survenu un petit aneurisme, qui « par succession de temps était accru de la grosseur « du poing, auquel enfin le sang contenu en iceluy « se groumela; ce qui fut cause d'engendrer quel- « que commencement de pourriture en ladite tu- « meur, comme il s'aperçut par le cuir qui avait changé « sa naïfve couleur en noirceur et lividité, *estant même* « *altéré et ouvert;* pour à quoi obvier et au grand flux

« de sang principalement qui s'en pourrait ensuivre ;
« avec déperdition d'esprits, si l'ouverture se faisait plus
« ample, je proposai aux médecins et aux chirurgiens
« le seul remède pour obvier à ce mal, qui était de lier
« l'artère plus haut que l'anévrisme qui était au pli du
« bras ; à laquelle opinion enfin chacun s'accorda.
« Premièrement je remarquai sur le cuir l'artère en la
« supérieure et intérieure partie de l'avant-bras, ainsi
« qu'elle descend de l'aisselle au pli du bras, trois doigts
« au-dessus d'icelui ; et en cette même partie suivant
« ce que j'avais remarqué, je fis une légère incision en
« long au cuir, qui était comme séparé à l'endroit de
« l'artère, où elle se rencontre au toucher, et l'ayant
« ainsi découverte, passai pardessous avec une grosse
« esguille courbe une petite fisselle desliée, puis avec
« icelle fisselle, je liai ladite artère à double nœud. Cela
« fait, tout le sang groumelé et autre caillé contenu en
« la tumeur fut ôté, puis les parois de la tumeur
« furent lavées avec eau-de-vie à laquelle j'avais
« fait dissoudre un peu d'ægyptiac pour corriger la
« pourriture, jà commencée en cette partie ; un mois
« après le malade fut parfaitement guéri sans être au-
« cunement estropié ; de quoi j'ai été infiniment émer-
« veillé. »

On voit qu'il n'y a aucune analogie entre ce procédé
et celui d'Aétius ; une simple ligature à trois doigts de
l'anévrisme ; et l'on ne vide la tumeur que parce qu'elle
était déjà ouverte et qu'il y avait un commencement de
putréfaction ; le chirurgien n'agrandit même pas l'ouverture. Et enfin je transcrirai encore la fin de cet ar-

ticle de Guillemeau, qui n'a laissé dans mon esprit aucun doute.

« Si en quelque autre partie extérieure il se présente « au chirurgien pareil aneurisme, il peut sûrement dé- « couvrir le corps de l'artère vers sa racine et partie su- « périeure et la lier de même façon, *sans autre cérémo-* « *nie* [1]. »

La méthode d'Anel est tout entière dans ce peu de mots.

Mais Guillemeau ne donnant point ce procédé comme chose nouvelle, il était naturel de chercher si cette idée ne lui avait pas été transmise par A. Paré, son maître. Voici en effet ce que nous avons trouvé dans ce dernier ; après avoir raconté l'histoire d'un anévrisme sur la jointure de l'épaule qu'il traitait par la compression et les astringens sans succès, et qu'un barbier ouvrit imprudemment, ce qui causa la mort du malade, il ajoute :

« Partant, je conseille au jeune chirurgien qu'il se garde d'ouvrir les aneurismes, si elles ne sont fort petites et en parties non dangereuses, coupant le cuir au-dessus, le séparant de l'artère ; puis on passera une esguille à séton, enfilée d'un fort fil, par sous l'artère aux deux costés de la plaie, laissant tomber le filet de soy-mesme, et ce faisant, nature engendre chair, qui sera cause de boucher l'artère [2]. »

Ainsi la méthode de Desault ou de Hunter, qu'on a

(1) Guillemeau, p. 699.
(2) A. Paré, liv. VII, ch. 34, de l'aneurisme.

fait remonter à Anel, puis à Guillemeau, à une origine plus ancienne encore ; il faudrait, pour la rendre à son premier inventeur, l'appeler méthode d'A. Paré ; et, dans tous les cas, l'honneur en revient à la chirurgie française. Mais elle resta pendant long-temps dans l'oubli.

M. Bérard, dans son excellent article sur les anévrismes, assure que M. A. Séverin appliqua la cautérisation avec succès à la cure d'un anévrisme volumineux de l'artère fémorale. Nous verrons par l'exposé de l'observation rapportée par M. A. Séverin, qu'il eut recours à la cautérisation, moins contre l'anévrisme que contre la gangrène. Cet auteur recommande lui-même la méthode de Paul d'Égine qu'il mit en œuvre avec succès dans un autre cas d'anévrisme fémoral. J'ajouterai que je n'ai trouvé nulle part, ni conseillée, ni appliquée, cette méthode barbare de la cautérisation contre les anévrismes.

En France la chirurgie timide du dix-septième siècle s'en tint le plus souvent à la compression sur la tumeur, pour laquelle divers appareils furent imaginés ; à Dionis seulement elle semble se réveiller, mais alors c'est le procédé de Paul d'Égine qui est en honneur. Toutefois c'est à cette époque qu'il est parlé d'une nouvelle manière de pratiquer la ligature, en appliquant entre le fil et l'artère un petit rouleau de linge, procédé dont Scarpa s'est cru l'inventeur, et d'une autre manière de lier l'artère en passant l'aiguille à travers le vaisseau, idée reproduite par sir A. Cooper.

Au commencement du dix-huitième siècle, Anel traita un anévrisme de l'artère brachiale suivant les idées oubliées d'A. Paré; mais cette méthode ne devait être appréciée que soixante-dix ans plus tard, quand Hunter et Desault la mirent en pratique presque en même temps en Angleterre et en France. L'ancienne académie de chirurgie suivait le procédé de Paul d'Égine, avec quelques modifications; ainsi nous ne savons pas précisément à qui revient l'invention des ligatures d'attente, aujourd'hui si justement décriées, et qu'on plaçait au nombre de deux, trois et quatre au-dessus et au-dessous de la tumeur. Au dix-huitième siècle appartiennent encore la méthode dite de Valsalva, et la méthode des réfrigérans sur la tumeur, préconisée par Guérin de Bordeaux, et dont on retrouve, dit-on, les premières traces dans Th. Bartholin. Lambert proposa de recoudre l'ouverture de l'artère; enfin Brasdor proposa de lier l'artère au-dessous de la tumeur même, c'est-à-dire entre l'anévrisme et les capillaires, et l'on commença aussi à essayer comme méthode curative la compression seule sur l'artère, soit au-dessus, soit au-dessous de la tumeur.

Le dix-neuvième siècle trouva donc le terrain ainsi déblayé. On était généralement d'accord sur le lieu où devait être appliquée la ligature; là discussion s'ouvrit sur les meilleurs liens à employer; et de là toutes ces recherches sur les ligatures fines ou larges, immédiates ou médiates, comme avec le rouleau de Scarpa; sur les ligatures en fil, en soie, en métal, en peau de daim; sur les ligatures définitives ou temporaires, laissées à demeure dans la plaie ou pendantes au dehors, et enfin sur les moyens les plus propres à les remplacer. Parmi ceux-ci se placent l'application d'un séton sur l'artère;

l'introduction de corps étrangers dans le vaisseau même, l'acupuncture simple ou aidée de l'électricité, et la torsion, le refoulement, les mâchures, nouvelles méthodes dues à l'esprit inventif de M. Amussat, et dans l'exposition desquelles nous n'aurons guère qu'à rappeler les idées de ce savant observateur.

Ainsi qu'on le voit par ce court aperçu, la question des procédés d'oblitération des artères est une des plus vastes et des plus complexes de la chirurgie. Elle comprend, à vrai dire, toute la thérapeutique chirurgicale des anévrismes, puisqu'en définitive la guérison ne saurait être obtenue sans oblitération de la tumeur et par suite de l'artère elle-même dans une étendue plus ou moins grande. Toutefois, négligeant à dessein quelques-unes des méthodes dont nous venons de rappeler l'origine, soit parce qu'elles s'écartent naturellement de notre sujet, comme la méthode de Valsalva, soit qu'elles soient trop universellement discréditées pour qu'il soit utile de s'en occuper, comme le premier procédé de Paul d'Égine, nous examinerons toutes les autres dans l'ordre suivant :

— *Méthodes d'oblitération agissant sur la tumeur même*; les styptiques et les réfrigérans, la compression, l'incision et le tamponnement, la suture de la plaie artérielle et l'électro-puncture.

Méthodes d'oblitération agissant sur l'artère entre la tumeur et le cœur; la compression médiate, la ligature, la compression immédiate, les bouchons mécaniques, le séton, la torsion, le refoulement et les mâchures.

Méthodes d'oblitération au-dessous du sac. Les moyens

sont les mêmes que pour oblitérer l'artère au-dessus du sac; nous n'aurons donc pas à en décrire l'application, mais seulement à apprécier leur influence sur l'oblitération du canal artériel.

§ III. Procédés d'oblitération appliqués sur la tumeur même.

Nous ne parlerons pas du procédé de Paul d'Égine pour les anévrismes traumatiques ni de la cautérisation de la tumeur, méthode qui, ainsi que nous l'avons dit, ne nous paraît pas avoir jamais été conseillée ni appliquée. Les moyens dont la chirurgie a fait usage avec quelque succès sont donc : 1° l'application des styptiques ou réfrigérans ; 2° la compression ; 3° l'incision et le tamponnement ; 4° la suture de la plaie faite à l'artère dans les anévrismes traumatiques récens suivant le procédé de Lambert ; 5° l'électro-puncture conseillée par M. Pravaz.

1° Styptiques et réfrigérans. L'usage des styptiques remonte aux premières époques de l'art ; rarement on les emploie seuls ; plus souvent on les unit à la compression. On ne voit pas bien en effet ce que pourraient faire des applications styptiques seules sur une tumeur anévrismale. Aident-elles même beaucoup l'effet de la compression? C'est ce que les faits ne démontrent pas nettement et dont il est très permis de douter.

Il n'en est pas de même des réfrigérans et de la glace en particulier. On conçoit que l'action du froid, propagée au sang liquide que contient l'anévrisme, puisse en déterminer la coagulation et par suite l'oblitération de la tumeur et même de l'artère. Depuis quarante ans on n'a employé que cette méthode dans les hôpitaux de Bordeaux où Guérin en avait obtenu des succès marqués ; et d'autres praticiens, Sabatier, Pelletan, MM. Ribes et Larrey, se sont également applaudis d'y avoir eu recours. Nous avons recueilli plusieurs observations sur l'emploi de la glace seule ou unie aux moyens généraux et aussi à la compression ; les succès balancent à peu près les revers, en sorte que l'expérience semblerait accorder à ce moyen assez d'efficacité. Mais de nouveaux éclaircissemens donnés par M. Moulinié, chirurgien en chef adjoint de l'hôpital Saint-André de Bordeaux, sembleraient donner à la question un aspect tout différent [1].

M. Moulinié désirait depuis long-temps rencontrer une occasion de pouvoir juger cette méthode qui jouissait d'une si grande réputation, lorsque, pendant son internat, il vit mettre la glace sur deux anévrismes poplités qui se rompirent, et les hémorragies furent arrêtées par la compression. Le malade guérit, mais il conserva un gonflement arthritique des deux articulations fémoro-tibiales, qui rendit la marche impossible. Une jeune fille de dix-neuf ans portait, lors de son entrée à l'hôpital, un anévrisme du volume d'une noix, siégeant sur la partie inférieure de l'artère tibiale antérieure ; malgré l'application de la glace, la poche anévrismale devint énorme et s'étendit à tout le pourtour du membre. Elle se rompit ; une hémorragie eut lieu ;

____

(1) Voir *Gazette médicale*, n° du 8 février 1823.

elle se renouvela après la ligature de l'artère, on pratiqua l'amputation de la jambe ; la malade mourut.

M. Moulinié parle aussi d'un jeune homme affecté
d'un anévrisme de l'artère brachiale ; M. Guérin fils, alors
chirurgien en chef de l'hôpital Saint-André de Bordeaux,
le traita ; pendant l'usage des réfrigérans la tumeur se
rompit ; en l'absence de M. Guérin, M. Moulinié ar-
rêta l'hémorragie ; on pratiqua la ligature, l'usage des
réfrigérans fut continué. M. Moulinié a été chirurgien
chef interne de l'hôpital Saint-André pendant six années ; il affirme que, pendant tout ce temps, il n'y a vu
aucun cas de guérison d'anévrisme par la méthode des
réfrigérans, et que depuis cette époque elle n'a pas obtenu plus de succès.

Voilà des faits qui certainement ne sont pas en faveur de cette méthode ; toutefois il faut ajouter que,
dans tous ces cas, elle a été employée seule. Cet emploi
d'ailleurs semble avoir été fait sans discernement ; de là
des accidens graves qu'on aurait pu prévoir et même
prévenir ; car, entre des mains habiles, la glace peut
échouer ; mais il me semble difficile que, si on la met
en usage sur un anévrisme non douloureux, petit, qui
n'est pas enflammé ni même trop volumineux, elle puisse
produire des effets dangereux.

Du reste il faut aider l'action de ces moyens par le
repos absolu, un régime sévère, et par l'usage de quelques saignées générales, pratiquées surtout lorsqu'on
commence le traitement. On y renonce quand ils aug-
mentent la douleur, quand ils déterminent la toux ;
on les rejette encore toutes les fois que, sous leur in-

fluence, la tumeur s'aggrave; on les continue au contraire si elle durcit, si elle diminue de volume et si les pulsations sont moindres. Mais l'application permanente de la glace n'est pas sans danger; elle peut déterminer la gangrène, ainsi que l'expérience l'a prouvé. Cet accident arrive quelquefois dans les circonstances qui lui paraissent même les moins favorables; nous avons soigné tout récemment dans la rue Saint-Denis, avec M. le docteur Labrunie, une jeune dame d'une bonne constitution, qui porte une affection simple de l'utérus. L'application permanente de la glace, conseillée par un praticien de province, sur la région hypogastrique, a produit l'effet fâcheux que nous venons d'indiquer. Nous pensons donc, avec la plupart des chirurgiens, qu'il faut suspendre l'emploi de ce moyen toutes les deux ou trois heures, et même plus souvent, suivant les indications. D'ailleurs il est bien entendu que, dans les cas où la tumeur sera petite et près du centre de la circulation, la gangrène sera moins à redouter, et qu'il existera avant son développement des prodrômes contre lesquels le praticien devra se tenir en garde.

2° *Compression.* Depuis A. Paré jusqu'à nos jours on a imagi pour la compression une foule de pelottes, de plaques, d'appareils qu'il serait fastidieux de décrire. Le procédé qui a eu le plus de réputation est celui de Guattani. On couvre la tumeur de charpie, on place dessus des compresses épaisses disposées en X, on met encore une compresse longue et épaisse sur l'artère entre la tumeur et le cœur; ces pièces d'appareil sont assujéties par un bandage roulé, médiocrement serré, qui s'étend de la partie inférieure de la tumeur à la partie supérieure du membre ; ce bandage, renouvelé tous les vingt jours environ, est humecté avec un liquide astringent et réfrigérant. Il convient que, comme dans tous les cas de compression, le malade soit soumis au repos le plus absolu, à un régime sévère et à quelques saignées générales ; les narcotiques contribuent beaucoup à calmer la douleur ; mais pour éviter l'engorgement du membre, il faut, suivant le conseil de Genga et de Theden, mettre un bandage roulé sur toute la partie du membre située au-dessous de la tumeur.

Guattani dit avoir guéri par ce moyen quatre malades sur quinze ; trois de ces anévrismes volumineux étaient poplités ; il n'a pas été aussi heureux pour des anévrismes de la partie supérieure de la jambe.

Cette compression, qui est légère, diminue et suspend peu à peu le cours du sang dans la tumeur ; elle combat avantageusement l'œdème et donne aux artères collatérales le temps de se développer. On peut, sans courir de risque, l'appliquer lorsque l'artère est petite, quand la tumeur est sans caillot, sans inflammation ; on la rejette en général si l'artère est volumineuse, si la tumeur est grosse et remplie en grande partie par un coagulum ; on ne l'emploie jamais si la tumeur est douloureuse, ni lorsqu'on a lieu de croire à une altération stéatomateuse, ulcéreuse, calcaire, des tuniques artérielles. Il est des chirurgiens qui ne la mettent même en usage, dans les cas les plus avantageux, que quand ils ne peuvent pas comprimer au-dessus de la tumeur.

Je crois que, sur une petite artère, lors même que

le caillot existerait, s'il n'y a pas de douleur, ni d'inflammation, ni d'excoriations, ce mode de compression
est avantageux. J'ai guéri et vu guérir ainsi des anévrismes des artères tibiale postérieure, radiale et cubitale, à leur partie inférieure. S'il était impossible de
comprimer ou de lier l'artère entre la tumeur et le cœur,
que cette tumeur ne fût pas trop douloureuse ni enflammée, j'essaierais de comprimer légèrement sur elle.
La même règle de conduite peut être suivie pour l'anévrisme variqueux quand il est petit et récent.

Il est un autre mode de compression plus énergique,
et qui se fait au moyen de plaques métalliques et de
bandages à ressort. L'abbé Bourdelot réussit, par ce
moyen, continué un an entier, à se débarrasser d'un
anévrisme traumatique au pli du coude ; j'ai vu moi-
même, chose bien plus remarquable, M. Viricel guérir
en six semaines un anévrisme spontané du jarret, qui
avait le volume du poing. Mais les faits d'insuccès et
même d'accidens ne manquent pas dans la science ; et
si, par la pusillanimité du malade, on était obligé de
recourir à ce moyen, toujours peu sûr, comme la compression ainsi faite est bien plus périlleuse que celle de
Guattani, il faudrait ne l'appliquer qu'avec les plus
grandes précautions. Nous reviendrons d'ailleurs sur les
effets de la compression en parlant de ce moyen appliqué sur l'artère même.

Jusqu'ici je n'ai parlé que de la compression établie
sur une tumeur anévrismale sans plaie extérieure ; mais
puisque j'ai compris dans mon sujet les anévrismes faux
primitifs, je vais traiter de la manière d'y appliquer la com-

pression, lorsque la plaie des tégumens est encore ouverte et donne ordinairement passage à des hémorragies.

Beaucoup de praticiens, dans une plaie récente d'artère, ont pour habitude d'établir la compression sur la
solution de continuité. Ils s'exposent ainsi, comme l'a
vu Boyer, à produire une inflammation violente et même
la grangrène. J'ai vu plusieurs fois la compression établie
dans la plaie, pour arrêter une hémorrhagie de l'artère
temporale, déterminer ce dernier accident.

Une saignée malheureuse fut pratiquée ; on fit, contre
mon opinion, la compression de l'artère brachiale sur
la plaie; des escarres gangréneuses superficielles se montrèrent sur la main et sur l'avant-bras.

C'est entre le cœur et la lésion artérielle que la compression doit être appliquée ; après s'être assuré de la
présence de l'artère au-dessus de la plaie, on place sur
son trajet un disque de carton mouillé ou d'agaric, ou
bien encore une compresse épaisse dans laquelle on
enveloppe une petite lame de plomb, on met par-dessus
des compresses plus larges qui forment une pyramide
soutenue à l'aide d'un bandage médiocrement serré ; on
panse la plaie simplement ; dans quelques cas peut-être
il serait utile d'employer la méthode de compression de
Guattani.

Mais en serrant médiocrement les pièces d'appareil
arrêtera-t-on toujours l'hémorrhagie ? Non, sans doute.
De là la nécessité d'une compression extrêmement forte,
et conséquemment très dangereuse ; surtout si vous
ajoutez que la compression détermine la gangrène avec

d'autant plus de facilité que l'infiltration sanguine est plus considérable.

Ce moyen ne me paraît donc applicable que dans un très petit nombre de cas, et surtout quand l'artère est petite et l'épanchement fort restreint ; autrement il faut recourir à des procédés plus efficaces. Mais ceux-ci peuvent aussi échouer et des hémorrhagies consécutives se manifester par la plaie restée ouverte. Les chirurgiens ont généralement peu de confiance dans la compression établie sur cette plaie. Ceci demande une explication, et c'est ici le lieu d'établir une indication que je ne sache pas avoir été posée par personne et qui me paraît très importante.

Ou la plaie est récente, ou déjà les bourgeons charnus sont développés à sa surface, et le pourtour de son trajet est enflammé. Dans le premier cas, le doigt étant appliqué sur l'orifice externe de la plaie le sang pourra s'infiltrer dans l'épaisseur du membre ; mais, dans le second cas, l'infiltration devra naturellement être empêchée et le sang s'accumuler dans le trajet de la plaie. L'expérience s'est prononcée en faveur de cette idée. Parmi les faits que je pourrais citer, je m'en tiendrai à celui que le docteur Piorry a observé avec moi, il y a dix ou douze ans, à la maison de santé du Luxembourg.

Le fils d'un receveur-général reçut en duel une balle de pistolet d'arçon qui pénétra dans l'épaisseur du bras, à trois pouces au-dessous de l'articulation scapulo-humérale. Il était facile, à l'aide d'une sonde cannelée, de s'assurer que le corps étranger avait filé le long du côté interne de l'humérus, en longeant l'articulation de l'épaule. Le jour même de la blessure, la poitrine, du côté de la plaie, fournissait partout un son mat; aucun bruit respiratoire n'y était perçu.

L'épanchement dans la poitrine fut dissipé par l'usage surtout de fréquentes saignées générales; il n'existait d'ailleurs aucune fracture; la plaie offrait une inflammation ordinaire; le dixième jour il survint des hémorrhagies fréquentes. La tuméfaction ne permettait pas de sentir les battemens de l'artère au-dessus et immédiatement au-dessous de la clavicule. La vie du malade était en grand danger; les réfrigérans locaux et les médicamens administrés à l'intérieur échouaient; un aidé était à demeure auprès du malade; nous lui recommandâmes, si le sang recommençait à couler, d'appliquer les deux pouces sur l'orifice externe de la plaie et d'empêcher ainsi le sang de se porter à l'extérieur; ce précepte fut exécuté; la compression dura deux heures; il survint une tumeur oblongue, de la saillie d'un demi-pouce environ sur le bras, offrant une base peu large au-dessus et au-dessous de la clavicule qui la divisait en deux parties; quelques compresses furent appliquées sur la plaie, une bande très légèrement serrée servit à les assujétir. On appliqua de la glace sur le trajet de la plaie, on continua les hémostatiques à l'intérieur; aucun signe d'infiltration de sang dans les parties environnant la plaie ne se fit remarquer; pendant les dix jours qui suivirent, il ne survint rien d'extraordinaire. Ce fut alors seulement que le trajet de la plaie devint douloureux; je levai l'appareil, et fis, à l'aide d'une sonde de femme et de quelques pressions, l'extraction d'une petite quantité du caillot. Tous les jours ensuite une légère compression suffit pour en évacuer le reste avec la matière purulente.

L'hémorrhagie n'a jamais reparu, et le malade est parfaitement guéri sans qu'il lui soit resté aucune infirmité.

3° *Incision et tamponnement.* Se rendre maître du sang par la compression au-dessus de l'anévrisme, ouvrir la tumeur, enlever les caillots, appliquer sur la crevasse de l'artère du carton mâché, de l'agaric ou des bourdonnets de charpie saupoudrés de médicamens astringens, appliquer des compresses imbibées de liquides aromatiques spiritueux, mettre un bandage roulé, laisser appliqué le tourniquet, voilà ce qui constitue ce moyen. Quoique Guattani ait guéri ainsi, dit-on, un anévrisme de l'artère iliaque externe ; quoique le tamponnement ait sauvé la vie à une malade sur laquelle un chirurgien avait ouvert un anévrisme inguinal, ce moyen doit presque toujours être rejeté ; il ne peut être utile que quand on n'en a pas d'autres pour le remplacer. Il doit être, en effet, suivi presque toujours d'hémorrhagies consécutives, d'inflammation, de suppuration très abondante et de gangrène.

4° *Suture de la plaie artérielle.* Conseillée par Lambert dans le but de cicatriser la plaie de l'artère sans oblitérer le vaisseau, elle n'a été pratiquée qu'une fois par lui, encore n'atteignit-il pas le but qu'il s'était proposé. La lésion existait au pli du coude, sur une artère conséquemment assez petite ; on y fixa une aiguille comme dans la suture entortillée ordinaire ; le vaisseau s'oblitéra. Asmann, cité par Velpeau, paraît avoir aussi obtenu l'oblitération par ce moyen tenté sur des animaux. Nous n'avons dit un mot de ce procédé que parce qu'il peut paraître l'origine des autres essais tentés dans ces dernières temps sur les corps étrangers introduits dans l'artère et dont nous aurons à parler plus tard. On conçoit d'ailleurs qu'il ne serait applicable qu'aux anévrismes traumatiques.

5° *Electro-puncture.* M. Pravaz a proposé d'unir le galvanisme à l'acupuncture; on sait depuis Scudamor avec quelle facilité un courant électrique détermine la coagulation du sang. MM. Pravaz et Guérard ouvrirent l'aorte d'un lapin pour reconnaître quelle influence le galvanisme aurait sur l'hémorrhagie. Le sang jaillit à flots; mais en approchant de l'orifice du vaisseau les conducteurs galvaniques, un caillot brunâtre se formait aussitôt et suspendait, pour un moment l'écoulement sanguin.

Le galvanisme, communiqué à l'aide d'aiguilles au sang qui remplit une tumeur anévrismale, aurait-il en effet la puissance de le convertir en caillots? Rien ne serait plus simple assurément que de porter dans la tumeur des aiguilles très déliées dont la piqûre causerait d'autant moins d'accidens qu'on pourrait les retirer presque aussitôt. Il ne faudrait pas rejeter absolument un moyen qui offre de si séduisantes espérances; mais comme je manque de faits et pour et contre ce procédé, je ne puis que le citer comme une idée ingénieuse, mais qui a besoin que de nouvelles expériences viennent en démontrer la valeur.

6° *Cautérisation.* M. Larrey a plusieurs fois employé avec avantage des moxas, appliqués vis-à-vis la tumeur, dans des cas d'anévrismes internes ; ce moyen ne pourrait-il pas être appliqué aux anévrismes externes ? Et l'action du moxa, se propageant profondément jusqu'à l'intérieur du sac, ne serait-elle pas capable d'y déterminer une irritation salutaire et de procurer la formation de caillots sanguins ? C'est une idée qu'il faudrait vérifier par des expériences.

Je ne sache pas que la cautérisation proprement dite ait jamais été appliquée sur le vivant pour des anévrismes externes, hors le cas de M. A. Séverin que nous avons déjà cité. Un homme portait depuis quatre mois à la partie supérieure de la cuisse une tumeur qui, d'abord de la grosseur d'une noix et agitée de pulsations violentes, était parvenue à un volume beaucoup plus considérable et avait perdu ses battemens. La gangrène était déclarée et des symptômes généraux très graves s'étaient manifestés. Un traitement convenable étant appliqué, la gangrène se limita ; pour hâter la destruction des parties mortifiées, M. A. Séverin y appliqua le cautère actuel soir et matin durant cinq jours ; puis, plus tard, il y revint encore. La tumeur se vida à diverses reprises de plus de six livres de sang liquide ou en caillots ; et enfin le fond de la plaie étant mis à nu, on aperçut les lambeaux corrompus des nerfs, des veines, des artères, des tendons et des muscles ; l'os lui-même était attaqué ; cependant le malade guérit, conservant encore l'usage de son membre.

« Outre qu'on pourrait élever quelque doute peut-être sur la nature d'une pareille lésion, on voit qu'en l'admettant comme anévrisme, la nature avait fait les principaux frais de la cure et que le traitement ne fut pour ainsi dire dirigé que contre la gangrène. Nous avons vu que M. A. Séverin avait suivi, dans un autre cas, le procédé de Paul d'Égine, en sorte qu'on ne saurait rien induire de ce fait en faveur de la cautérisation. De funestes exemples de méprises, dans lesquelles on appliqua sur des anévrismes, pris pour des tumeurs de toute autre nature, le cautère actuel ou potentiel, nous mettent en droit de la rejeter absolument dans ces cas de la pratique rationnelle de la chirurgie. Je ne l'admets pas même contre les anévrismes diffus pour oblitérer la plaie artérielle ; l'art possède de meilleurs moyens.

§ IV. Procédés appliqués sur l'artère au-dessus de la tumeur.

1° *Compression.* On a distingué la compression exercée sur l'artère en *compression médiate,* ou appliquée sur les tégumens qui recouvrent le vaisseau, et en *compression immédiate,* appliquée sur l'artère même mise à nu par une incision. Les phénomènes et la manière d'agir de la compression immédiate se rapportent davantage à ceux de la ligature dont elle n'est, à vrai dire, qu'une variété. Je ne m'occuperai ici que de la compression médiate.

Je ne décrirai point la multitude d'instrumens inventés pour cette opération, il sera plus utile d'exposer les règles générales qui doivent présider à son emploi.

1° Il faut que l'artère soit située superficiellement, car si elle était recouverte par des parties molles épaisses, l'effet de la compression serait perdu en grande partie, à moins qu'elle ne fût excessivement forte, d'où naîtraient des douleurs intolérables, des excoriations et même des escarres.

2° L'artère doit offrir derrière elle ou sous elle un point d'appui solide.

3° La compression agira sur deux points diamétralement opposés du membre, afin de gêner le moins possible la circulation veineuse, lymphatique et le cours du sang dans les artères collatérales.

4° Il faut laisser entre le cœur et le point comprimé le plus possible d'artères collatérales, car plus il y en aura, plus facilement la circulation se rétablira dans le membre.

Pour faciliter la formation du caillot, on comprimera s'il est possible, à un pouce au moins de ces artères collatérales.

5° Il faut que la compression ménage le plus possible les principaux troncs veineux du membre.

6° Lorsque la compression agira sur une surface un peu étendue, elle produira moins facilement l'inflammation, les excoriations et les escarres gangréneuses.

7° La compression sera lente et graduée; sans cette condition elle ne pourrait pas ordinairement être supportée par le malade.

8° La compression sera permanente; sans cette condition on peut perdre en un instant tout le bénéfice qu'on a obtenu.

Toutefois, avant de l'établir définitivement et sans relâche, elle réussirait peut-être plus souvent si l'on y accoutumait peu à peu les malades en l'appliquant d'abord par intervalles, jusqu'à ce qu'enfin ils pussent la supporter permanente.

9° La compression sera continuée long-temps ; l'oubli de ce précepte fait récidiver la maladie.

Pendant qu'il était chirurgien en chef à l'Hôtel-Dieu de Lyon, M. Viricel vit survenir cet accident le trentième jour sur un malade qui portait un anévrisme vrai poplité ; les battemens de la tumeur avaient disparu depuis vingt jours et la tumeur avait été réduite du double environ de son volume. On comprima de nouveau pendant 5o jours et le malade fut parfaitement guéri. J'ai vu le même fait pour un anévrisme du même genre, le vingt-cinquième jour ; les battemens de la tumeur avaient cessé complètement dès le troisième jour ; l'anévrisme, du volume presque du poing, avait diminué des trois quarts ; on comprima de nouveau pendant 4o jours : guérison.

Ce mode de compression est principalement applicable aux artères temporales, auriculaires, occipitales et frontales. On a conseillé de le mettre en usage sur l'artère brachiale ; il faut alors l'appliquer le plus bas possible, afin d'éviter les nerfs radial et cubital.

Chez les individus doués de beaucoup d'embonpoint et d'un système musculaire très développé, on peut tenter la compression sur le tiers inférieur de l'avant-bras pour la radiale et la cubitale ; chez les sujets maigres on fera le même essai à l'union du tiers moyen du membre avec son tiers supérieur. Ce dernier précepte est moins applicable à l'artère radiale.

On peut comprimer la crurale sur le pubis et plus bas vers le tiers moyen du fémur, mais surtout à son passage dans l'anneau du troisième adducteur, où elle est plus immédiatement appliquée contre l'os, dont elle croise la direction, et où elle est moins mobile à raison de l'anneau qui la tient emprisonnée. Enfin la pédieuse offre encore un point d'appui solide qui permettrait au besoin de la comprimer.

Comment agit la compression de l'artère dans les cas d'anévrisme ? Scarpa pense qu'elle détermine l'adhérence de la paroi interne de l'artère avec elle-même, et en conséquence il veut, pour atteindre ce but, que le degré de compression soit assez fort pour produire l'inflammation adhésive. Le même auteur croit que, quand l'artère est très malade, elle n'est plus susceptible de présenter ce phénomène. Jameson est du même avis, et plusieurs faits d'anatomie pathologique, sur lesquels nous reviendrons à l'article de la ligature, appuient cette manière de voir. Mais nous verrons aussi que cette adhérence est un phénomène moins commun que les auteurs ne l'ont pensé, et c'est le plus ordinairement en favorisant la formation des caillots, soit dans l'artère, soit dans le sac, que l'on procure l'oblitération. Cela étant posé, n'est-ce pas une précaution toute rationnelle, avant de placer la compression supérieure, d'en établir une autre d'abord, soit au-dessous de la tumeur, soit au-dessus, de manière à retenir dans une assez grande étendue de l'artère une quantité de sang qui la remplisse et qui puisse se transformer en caillots ? M. Màlgaigne, qui a émis le premier cette idée,

avait songé à la poursuivre par des expériences. La difficulté d'obtenir des adhérences du caillot à l'artère est le
seul obstacle à vaincre, mais dans tous les cas aucun
danger n'accompagnerait cet essai qui offre quelques
chances de plus. Nous rechercherons d'ailleurs, en trai-
tant de la ligature, dans quelles circonstances le caillot
s'attache par des adhérences solides au tube artériel.

La compression est sujette à de nombreux inconvéniens ; tels sont la stase du sang veineux, des inflamma-
tions, des excoriations, des escarres gangréneuses, des
spasmes, des mouvemens convulsifs, des douleurs violentes. M. Boyer cite un cas dans lequel, malgré les
escarres gangréneuses, il obtint la guérison ; en revanche, Astley Cooper rapporte une observation dans laquelle une machine de compression, employée contre
un anévrisme poplité, ne put pas être supportée plus de
neuf heures par un malade très courageux.

J'ai vu pour ma part deux guérisons d'anévrismes
poplités obtenues par la compression appliquée au tiers
inférieur de la cuisse ; je sais que M. Viricel en a obtenu une autre ; je ne parle pas de celles qu'on trouve
citées dans les auteurs ; mais j'ai vu aussi ce moyen
employé sans succès dans un nombre de cas bien plus
considérable, et en comparant entre eux tous les faits
que j'ai pu recueillir, je suis arrivé à cette conséquence
que le nombre des succès n'est pas même la moitié de
celui des essais ; le rapport est de 5 sur 13. Toutefois
les chances de réussite sont bien plus grandes que
quand la compression est exercée directement sur la
tumeur anévrismale ou sur l'ouverture artérielle ; car

alors à peine ai-je compté un quart de succès. Je com-
pléterai cette statistique comparative en disant que la
compression sur tout le membre paraît plus heureuse
que la compression sur un seul point ; les succès, en
effet, ont dépassé ici les revers. Quoique ces résultats ne
soient basés que sur un nombre de faits fort restreint,
ils n'en méritent pas moins de fixer l'attention ; c'est,
à ma connaissance, le premier essai tenté en ce genre,
et il semble indiquer que les réussites sont en raison directe des obstacles qu'on apporte à la circulation dans
l'artère malade, et conséquemment à la quantité de
sang qu'on retient dans ce vaisseau.

2° *Ligatures.* La ligature, décrite ainsi qu'on l'a vu
par les anciens, reproduite plus tard par A. Paré, a été
depuis lors l'objet de recherches si multipliées, que
l'histoire de ses divers procédés, des expériences ten-
tées pour connaître sa manière d'agir, des instrumens
inventés pour la faciliter ou l'améliorer, pourrait four-
nir matière à plusieurs volumes. Obligé de me renfer-
mer dans de plus étroites limites, je me contenterai
d'examiner les procédés qui ont déjà acquis la sanction
de l'expérience et ceux qui, plus nouveaux, demandent
de nouveaux essais avant d'être définitivement admis
ou rejetés.

Posons d'abord les règles générales applicables à ce
genre d'opérations. C'est un point de la science qui avait
été fort négligé ; il suffit, pour s'en convaincre, d'ouvrir
les annales de l'art. Un des prosecteurs de mon cours
de médecine opératoire, M. le docteur Taxil, s'en est

occupé dans sa thèse inaugurale soutenue à Paris en 1822, il y a exposé l'analyse de mes leçons.

Instrumens nécessaires à la ligature d'une artère : Bistouris droits et tranchans sur leur convexité, bistouris droits boutonnés, pinces à disséquer, ciseaux à pointes mousses, courbes et droits, sondes cannelées flexibles, stylets aiguillés, plusieurs ligatures de grosseurs et de largeurs différentes, des éponges fines et de l'eau froide.

Le chirurgien se tiendra en garde contre les anomalies des artères ; il se rappellera qu'une tumeur peut déplacer le vaisseau ; il s'assurera, s'il est possible, par le toucher, de son battement ; il fera contracter les muscles en rapport immédiat avec l'artère, afin de mieux voir et de mieux sentir leurs interstices ; il établira des lignes qui indiqueront la direction du vaisseau.

On ne liera pas une artère sur le point où elle est enflammée ; autant que possible, on mettra la ligature au-dessous des branches collatérales et assez loin d'elles. Astley Cooper, n'ayant pas suivi ce précepte dans une circonstance, vit périr son malade d'hémorrhagie. Les expériences de Travers démontrent que le voisinage d'une artère collatérale peut empêcher la formation du caillot, et non pas toujours l'oblitération du vaisseau par l'inflammation adhésive.

Dans la méthode d'A. Paré ou d'Anel, la distance de la tumeur à laquelle on pratiquera la ligature de l'artère variera suivant les localités, et on liera toujours assez loin pour pouvoir embrasser une partie saine du vaisseau et dans un point d'ailleurs où la ligature soit plus facile.

Le point où l'on doit mettre la ligature étant choisi, on met les muscles dans le plus grand relâchement possible ; on se rend maître du sang par la compression ; le chirurgien se place en dehors de la partie sur laquelle il va opérer ; l'artère cubitale, la terminaison de l'axillaire apportent une exception à cette règle.

Les quatre derniers doigts de la main gauche, placés perpendiculairement sur la peau, déterminent la direction et l'etendue de l'incision qu'on pratique avec un bistouri tranchant sur sa convexité, tenu de la main droite et promené lentement et parallèlement aux doigts placés sur les tégumens. En général, l'incision ne doit pas avoir moins d'un pouce et demi à deux pouces et ne doit pas dépasser quatre pouces ; il suffit le plus souvent de lui donner trois pouces d'étendue.

A mesure que le chirurgien donne un coup de bistouri, un aide essuie la plaie avec une éponge fine légèrement imbibée d'eau froide. On lie les petites artères aussitôt qu'elles sont coupées ; on tâche, autant que possible, d'eloigner les veines pour ne pas les couper ; si on les divisait, il faudrait essayer d'arrêter l'écoulement du sang par la compression établie quelques minutes avec les doigts ; si, enfin, la ligature devient indispensable, ordinairement celle du bout inférieur suffira. Certains cas d'anastomoses, avec ou sans dilatation morbide de la veine, font exception à cette règle pour les veines des membres ; pour celles du cou, le reflux du sang dans les mouvemens d'expiration oblige le plus souvent de lier aussi le bout du côté du cœur.

Quand l'artère est profonde, il est quelquefois préférable que l'incision ne soit pas dans sa direction; on découvrira mieux l'interstice musculaire et l'on pourra mieux écarter les muscles; ainsi on pourra partir d'un point bien connu du membre pour arriver, avec des connaissances anatomiques, sur le point précis où existe l'artère.

L'artère est-elle immédiatement sous une aponévrose? On pratique la ponction de cette dernière à côté du vaisseau, ainsi on évite mieux sa lésion; pour pénétrer profondément entre les muscles, on est quelquefois obligé de diviser l'aponévrose perpendiculairement à l'axe de la première incision.

Quand les muscles sont à découvert, on les fait contracter, si besoin est, pour mieux voir leurs interstices; on les écarte avec le doigt ou la sonde cannelée, et on les relève du côté le moins déclive de la plaie; on ne les coupe que quand leur écartement est impossible.

Si l'incision, étant pratiquée, l'opérateur s'égare, il est près de l'artère des organes qui servent de point de ralliement et qui rendent sa position très facile à reconnaître; tels sont le bord interne du cubitus pour l'artère cubitale à la partie moyenne de l'avant-bras, la crête du tibia pour l'artère tibiale antérieure, le tubercule de la première côte pour l'artère axillaire, le nerf médian pour l'artère brachiale.

L'artère est reconnue par sa couleur d'un blanc mat à sa position, à son aplatissement quand elle est vide, et, à ses battemens quand elle n'est pas comprimée du côté du cœur ; les pulsations artérielles sont ordinairement moins fortes et quelquefois inappréciables lorsque la gaîne du vaisseau est divisée.

Quand on voit l'artère jaune à travers sa gaîne, cet état morbide exige qu'on n'ouvre point celle-ci.

Plusieurs moyens ont été conseillés pour ouvrir la gaîne de l'artère ; les uns saisissent cette gaîne avec une pince à disséquer et la coupent avec un bistouri qui agit en dédolant ; les autres la divisent avec la sonde cannelée ou mieux encore avec l'ongle. Quel que soit le moyen mis en usage, il faut bien se rappeler que l'artère s'enflamme d'autant plus facilement qu'elle est dénudée dans une plus grande étendue.

L'artère une fois mise à nu, on passe sous elle une sonde cannelée tenue comme une plume à écrire ; le doigt médius borne l'étendue de l'instrument qui glissera sous le vaisseau. L'artère est-elle un peu profonde, on recourbe le bec de la sonde ; l'aiguille de Deschamps est quelquefois indispensable. Il faut faire pénétrer d'abord la sonde entre la veine et l'artère ; s'il y avait deux veines, et que l'une fût à côté du nerf, ce serait de ce côté que l'instrument commencerait à pénétrer. L'artère roule souvent devant-lui ; on la soutient à quatre ou cinq lignes de l'instrument avec l'un des doigts pour diminuer sa mobilité et pour éviter de la blesser quand elle est volumineuse.

Aussitôt que la sonde est sous l'artère, on la soulève légèrement pour connaître ce qu'elle a embrassé. S'il y avait d'autres parties que l'artère, on laisserait la première sonde en place et on se servirait d'une autre sonde pour mieux dénuder le vaisseau ; on retirerait ensuite la première. Si l'artère qu'on a soulevée n'est accompagnée que de petits filets nerveux ou de veinules, on ne craint pas de les lier avec le vaisseau ; car, en les isolant, on pourrait le blesser.

Avant de glisser la ligature sur la sonde cannelée on applique le doigt indicateur sur le point de l'artère qui correspond à cette sonde, on comprime pour s'assurer des battemens du vaisseau. Nous dirons plus tard quelles sont les ligatures que l'on met en usage.

On conduit la ligature sous l'artère et sur la sonde cannelée à l'aide d'un stylet aiguillé ; nous avons déjà dit qu'on se servait quelquefois de l'aiguille de Deschamps. La ligature passée, la sonde retirée, il faut encore s'assurer si l'on a bien l'artère ; les deux chefs des fils sont relevés perpendiculairement, rapprochés l'un de l'autre, légèrement soulevés ; ils forment ainsi une anse dans laquelle repose l'artère ; le chirurgien applique son doigt sur ce point du vaisseau pour y reconnaître les battemens, pour les y suspendre et les mieux sentir au-dessus. Un aide s'assure, en même temps, si les battemens de la tumeur anévrismale disparaissent et reparaissent alternativement, suivant la manœuvre qu'exécute le chirurgien. La ligature doit être, dans tous les points de sa circonférence, appliquée perpendiculairement sur l'artère, afin que la colonne de sang ne puisse pas la relâcher.

Pour serrer la ligature, on employait le nœud du chirurgien ; il est aujourd'hui rejeté. Tout le monde connaît le malheur arrivé à Chopart. On fait un nœud simple, on serre jusqu'à ce que la tumeur ne batte plus ou que le sang ne coule plus de l'artère blessée ; un second nœud est ensuite pratiqué sur le premier. Ils sont tous les deux serrés lentement et sans secousse ; mais, ainsi qu'il a été dit, on a beaucoup disserté, et même encore on n'est pas bien d'accord aujourd'hui, sur le choix des liens à employer ; et c'est dans cette discussion grave que nous allons entrer.

Le premier point qui se présente est de savoir quel volume il faut donner à la ligature. A. Paré et ceux qui vinrent après lui, craignant par-dessus tout la section de l'artère, préféraient des ligatures assez larges, *des fisselles*, comme dit Guillemeau. De plus, ils comprenaient dans la ligature une certaine quantité de parties molles, et l'on est étonné de rencontrer encore dans les auteurs du dix-huitième siècle cette assertion téméraire, que la ligature du nerf en même temps que l'artère ne mène à aucun danger. On ne s'expliquait que d'une manière vague la manière d'agir des liens sur les vaisseaux.

C'est à Jones que nous sommes redevables des premières notions exactes de l'effet des ligatures sur les vaisseaux artériels. Thomson lui avait appris, et montré même sur l'artère d'un cadavre, que la ligature en divise les tuniques interne et moyenne. Desault l'avait déjà auparavant signalé.

Muni de ce premier fait, Jones pratiqua une série d'expériences sur des chiens et des chevaux pour revoir par lui-même cette section et en suivre les conséquences,

Voici les effets qu'il a obtenus :

1° Toutes les fois qu'une ligature embrasse une artère avec assez de force, les tuniques interne et moyenne sont rompues ; le rapprochement des surfaces divisées est parfait, de telle sorte que la celluleuse se touche par sa face interne dénudée circulairement.

2° Malgré la rupture des deux membranes-internes, soit que la ligature prive cette portion du vaisseau de se dilater, soit que le sang trouve un libre passage dans les collatérales, ce liquide ne distend pas le vaisseau outre mesure.

3° Aussitôt après l'application de la ligature, la partie interne s'enflamme et laisse épancher une lymphe coagulable qui agglutine ensemble les parties divisées.

4° Dans la plupart des cas, privé de mouvement, le sang se convertit ordinairement en un caillot, d'abord très grêle, et qui peu à peu s'agrandit par la coagulation successives de ses molécules Ce caillot, de forme conique, repose sur le cul-de-sac de l'artère et s'y agglutine. Sa formation n'est que d'une légère importance, selon Jones, l'oblitération du vaisseau dépendant presque en tout de l'adhérence des tissus divisés.

5° Il s'établit en même temps une légère inflammation à l'entour de la tunique celluleuse, et bientôt cette partie du vaisseau se recouvre d'une lymphe plastique et s'unit aux parties voisines.

6° Si la ligature est laissée en place, elle détermine en peu de temps l'ulcération des tissus qu'elle étreint ; une petite ouverture dans la couche de lymphe qui recouvre l'artère donne passage à un peu de matière purulente ; enfin la ligature elle-même s'échappe, des granulations se développent au lieu qu'elle occupait, et la petite plaie se cicatrise.

7° Non-seulement la ligature produit l'oblitération de l'artère dans le point qui l'avoisine, mais elle entraîne encore insensiblement, dans un espace de temps variable, le rétrécissement du canal lui-même jusqu'aux premières collatérales en haut et en bas ; ce canal finit même par ne plus former qu'un cordon fibreux mince et imperméable.

Tels sont les principaux résultats obtenus par Jones au moyen d'une simple ligature ; ils ont toujours été les mêmes alors qu'on a varié le nombre de ces ligatures; seulement chacune d'elles est devenue le centre d'un travail d'agglutination.

D'après ces données, Jones conclut que l'adhérence des parois artérielles sera d'autant plus facile que la déchirure des tuniques internes sera plus nette et plus complète ; il préfère donc les ligatures fines. M. Manec est arrivé aux mêmes résultats et a suivi, en conséquence, la même doctrine. Mais elle a souffert de fortes contradictions.

Scarpa s'est élevé d'abord contre les ligatures fines, et leur attribue la section trop prompte de l'artère et les hémorrhagies qui en résultent. Selon lui, l'opérateur doit avoir pour but unique de rapprocher les parois de l'artère sans les rompre ; et, en conséquence, non-seulement il proscrit les ligatures fines, mais même il remplacé toute ligature, comme on sait, par son procédé de compression immédiate.

M. Jameson appuie cette doctrine par une considération nouvelle; il ne veut pas qu'on étrangle les *vasa vasorum* dont la continuité est essentielle, selon lui, pour la sécrétion de la lymphe coagulable; en sorte que, non-seulement il repousse les ligatures fines, mais qu'il ne veut pas même qu'on serre trop fortement le nœud, et qu'il a été conduit à chercher des ligatures d'une matière plus molle et plus extensible.

Enfin Koch avait porté plus loin la réforme; il avait défié qu'on lui montrât une artère oblitérée par adhérence de ses parois, et, comme on sait, il avait proscrit complètement, au moins pour les plaies d'artères, toute espèce de ligature.

En France, les chirurgiens semblent avoir fait peu attention à ces expériences; on a écarté généralement les ligatures trop fines, mais on en varie le volume selon celui des artères mêmes.

Là en était donc la question, disputée et indécise, quand M. Amussat a soumis tous ces faits à une révision nouvelle. Voici le résultat des expériences de cet habile observateur:

Toute ligature, immédiatement appliquée sur une artère, divise plus ou moins nettement les tuniques internes en laissant intacte la tunique externe. Les plus fines sont celles qui divisent le mieux; toute ligature ronde un peu serrée divise de même, mais d'autant moins nettement que son volume est plus considérable;

les ligatures plates s'arrondissent plus ou moins et opè-
rent encore la section, mais à mesure qu'elles dévien-
nent plus volumineuses, cette section est mâchée, iné-
gale et incomplète.

Si l'on examine, après quelques heures, l'artère sur
laquelle une ligature a été appliquée et a opéré la section nette des tuniques internes, on trouve que celles-ci
ont pour ainsi dire remonté dans l'artère et laissent entre
elles et la ligature un espace qui varie d'une demi-ligne
à deux lignes, et même plus, où le tube artériel n'a
pour paroi que la celluleuse. Est-ce l'effort du sang qui
a repoussé et alongé la celluleuse? Est-ce la contractilité de la musculeuse qui l'a fait remonter, et les autres
tuniques avec elle? Probablement ces deux causes ont
agi à la fois. Quoi qu'il en soit, le caillot une fois formé
repose donc par sa base sur le cul-de-sac de la celluleuse liée, et il est encore en contact latéralement avec
la celluleuse.

Dans le plus grand nombre des cas le caillot adhère
par ses côtés à cette tunique celluleuse; plus rarement
il contracte des adhérences avec la tunique interne de
l'artère. Dans aucun cas on ne trouve d'adhérences di-
rectes, soit entre les faces opposées de la tunique interne, soit entre les faces opposées de la celluleuse, soit
même entre les bords divisés de la celluleuse, lorsque
la ligature est tombée. Alors Koch a raison, et l'artère
demeure béante, bouchée seulement par le caillot, et
tout l'espoir du chirurgien contre les hémorragies con-
siste dans les adhérences de ce caillot aux tuniques
artérielles.

Ces adhérences se contractent-elles à l'aide de la lymphe coagulable ? M. Amussat n'a jamais observé distinctement cette lymphe coagulable entre le caillot et les tuniques internes de l'artère, et il est probable que ceux qui l'ont admise l'ont supposée comme la manière la plus naturelle d'expliquer l'adhésion du caillot.

Les conséquences ici sont manifestes. Il est utile que les tuniques internes soient divisées pour favoriser leur rétraction et l'adhérence du caillot à la celluleuse. Il convient donc que la ligature soit ronde plutôt que plate, fine plutôt que volumineuse; mais il n'est pas besoin, pour obtenir une section nette, de descendre aux fils de soie de Jones et de Lawrence, qui laissent craindre la section trop prompte de la celluleuse même; des liens faits d'un brin de fil rond et fort, ou de plusieurs brins collés ensemble, en évitant, toutefois, la forme aplatie, sont ce qu'il y a de préférable. Les conclusions de Jones et de M. Manec demeurent donc, jusqu'à un certain point, utiles et applicables, quoique leur théorie soit fausse; ils ont raison, mais pour des motifs différens de ceux qu'ils alléguaient.

Cette première discussion vidée, celle qui se présente ensuite regarde le choix des substances dont on doit former les ligatures. A part le très léger avantage que se proposait M. Jameson, en recourant à des liens plus mous, pour éviter la section de l'artère, il y avait ici un but capital à atteindre; c'était de pouvoir réunir la plaie par première intention après avoir lié l'artère.

On songea d'abord à employer des substances capables de disparaître par l'absorption dans l'épaisseur de nos tissus.

Physick, le premier en 1814, se servit de peau de daim; Lawrence se servit de soie et fut imité par Delpech; Wardrop employa l'intestin du ver à soie; Cooper mit en usage le boyau de chat, M. Jameson les ligatures de peau de daim non tordues ni allongées par le tiraillement.

Des expériences faites sur des chiens vivans ont démontré que ces ligatures disparaissaient d'autant plus complètement qu'on les examinait plus long-temps après leur application; et qu'elles déterminaient l'oblitération du vaisseau sans traces de pus et avec un épaississement notable des parois vasculaires.

Des essais sur le vivant ont paru confirmer l'espoir que l'on pouvait fonder sur ce genre de ligatures.

M. Jameson a fréquemment employé ces ligatures dans des cas d'amputations de membres ou de mamelles, et, à quelques exceptions près, il a obtenu la réunion des plaies par première intention au bout de quatorze ou quinze jours.

Dans les circonstances les moins favorables elles n'étaient la cause d'aucun accident, et, dans d'autres cas plus heureux, il n'en a retrouvé aucun vestige et ne s'est point aperçu qu'elles eussent glissé.

Elles ont eu ensuite, entre ses mains, des résultats non moins heureux pour les ligatures d'artères dans la continuité, comme semblent le démontrer les observations qu'il rapporte dans son mémoire.

Première observation. Un homme reçoit sur l'avant-bras malade la chute d'une pierre volumineuse qui déchire les tissus et met à nu l'artère radiale. Une ligature animale est placée au-dessus et au-dessous de la portion contuse que l'on excise. La plaie fut ensuite rapprochée et se réunit presque en entier par première intention sans qu'on aperçût de trace des ligatures.

Deuxième observation. Un éclat de fusil déchire l'avant-bras, une artère ouverte saigne abondamment ; M. Jameson la découvre ; deux ligatures animales sont placées sur les deux extrémités, et la portion d'artère contuse est emportée avec le bistouri. Les parties sont ensuite rapprochées et la plaie se réunit presqu'en entier par première intention, sans vestige des ligatures.

D'autres observateurs ont cité aussi des cas de succès plus ou moins complets. Carwardine en a rapporté un exemple. Lawrence opéra le 29 mars 1817 ; la plaie fournit un peu de pus jusqu'à la fin de mai, époque à laquelle la ligature tomba. Watson plaça la ligature le 2 mars, la guérison de la plaie eut lieu le 10 avril ; le 3 mai, le lien se présenta sans accident sous la cicatrice. Dans un cas rapporté par Hodgson, le même phénomène eut lieu six mois après l'opération ; Astley Cooper lia avec la corde à boyau, coupa la ligature près de l'artère sur un individu âgé de quatre-vingts ans ; la plaie était réunie le quatrième jour.

Mais quelques cas de succès ne sauraient faire prévaloir ce procédé, surtout en face des accidens qu'il peut déterminer. M. Manec a essayé comme ligatures diverses substances animales, telles que la soie, la corde à boyau, des filets nerveux, des fibres de tendon, des lanières de diverses grosseurs de peau de mouton ou de lapin non tanée, et jamais la réunion immédiate sur ces corps étrangers n'a été obtenue sans voir plus tard des abcès se former pour les entraîner au dehors. Quelquefois ce n'est qu'au second ou au troisième abcès que le nœud sort. M. Dupuytren a eu des résultats semblables.

J'ai vu moi-même deux cas dans lesquels l'absorption de la ligature n'a pas eu lieu, et où des accidens graves se sont développés. D'après les faits que je viens d'exposer, je pense, avec beaucoup de praticiens, que la ligature ordinaire, dont l'un des chefs est coupé près de l'artère, mérite la préférence.

Des chirurgiens américains, et principalement Physick et Levert, ont songé aussi à se servir comme liens de fils de plomb, d'or, d'argent et de platine ; ils partaient de ce fait bien connu que les balles, les chevrotines et les fragmens de divers projectiles lancés par la poudre à canon ont pu, dans quelques circonstances, séjourner impunément dans l'économie sans amener de conséquences fâcheuses.

Après avoir fait sur des chiens un certain nombre d'expériences en entourant l'artère carotide avec un fil de plomb, d'or, d'argent et de platine qu'il serrait fortement et dont il coupait les bouts le plus près possible, M. Levert a constament trouvé qu'en 3 ou 4 jours les plaies étaient cicatrisées par première intention dans toute leur étendue, excepté aux endroits compris dans les points de suture, et que l'animal n'en avait éprouvé aucun dérangement dans ses fonctions habituelles; renouvelant cet examen après douze, quinze, vingt, trente jours et même un mois et demi après que les opérations avaient été pratiquées, il a vu à la peau de petites cicatrices, résultant de la suppuration produite par la suture qu'il avait faite pour maintenir en contact les lèvres de la solution de continuité. Si l'animal n'avait pas, à cause de la démangeaison, déchiré les pièces d'appareil et détruit les nouvelles adhérences, les bords de la plaie étaient si étroitement réunis qu'on reconnaissait à peine la place où elle avait existé.

Le tissu cellulaire était en général d'autant plus épais et endurci qu'il y avait plus long-temps que la ligature avait été appliquée; il établissait une union très solide entre les vaisseaux. Il n'y avait aucun changement dans les nerfs ni dans la veine. L'artère avait, du côté du cœur, conservé son calibre dans toute son étendue jusqu'à un pouce environ de la ligature métallique; dans ce point elle était, dans quelques cas, entièrement oblitérée par une substance solide parfaitement organisée, ressemblant au tissu d'un muscle broyé, tellement adhérente aux parois artérielles que l'hémorrhagie était réellement impossible; dans d'autres elle était transformée en un cordon ligamenteux; enfin elle avait quelquefois complètement disparu. Ces différens changemens s'étendaient jusqu'aux premières branches qui naissaient à une plus ou moins grande distance de l'endroit où on avait serré la ligature.

Le fil métallique fut toujours trouvé là où il avait été

placé, entouré d'un tissu cellulaire dense qui lui formait une enveloppe complète et comme une sorte de kyste dont l'intérieur était uni et étroitement appliqué sur lui ; cette transformation était d'autant plus parfaite qu'il y avait plus de temps qu'on avait fait l'opération.

On n'observa jamais dans aucune partie du corps des traces d'inflammation qu'on pût regarder comme le résultat de l'application des ligatures métalliques.

Je n'ai point vu employer ces ligatures métalliques, et je ne sache même pas qu'on les ait appliquées sur le vivant ; mais il est bien probable que ce que nous avons dit des ligatures animales leur est applicable ; et, en définitive, si quelquefois une balle demeure dans l'économie sans y occasionner d'accidens, bien plus souvent ce corps étranger tend à sortir, ce qui ne se fait jamais sans douleur et sans des abcès plus ou moins longs à guérir.

Après tout, ces essais tentés avec des ligatures animales ou métalliques, laissées dans la plaie, n'offrent pas même plus d'avantages que ceux qu'on obtiendrait des liens de fil ordinaire, abandonnés de la même manière. Dans quelques expériences sur les animaux, Levert dit avoir trouvé ces ligatures végétales entièrement entourées d'un kyste dont l'intérieur, humide et inégal, se comportait comme les kystes formés autour de tout corps étranger. On pourrait donc à la rigueur couper aussi et abandonner les fils de chanvre dans la plaie ; ou bien ils y demeureraient environnés d'un kyste de ce genre, ou bien ils se feraient jour au dehors comme font les ligatures animales. Mais il est infiniment plus simple, ainsi que je l'ai dit, de retrancher un des chefs de la ligature et de laisser l'autre pendre par la plaie; et tous ces essais, offrant peu d'avantages à côté d'inconvéniens très réels, ne valent pas à mon avis la peine d'être tentés.

La ligature n'est pas un moyen toujours efficace. J'aurai à rechercher plus tard, en la comparant à d'autres procédés, quels sont ses avantages et ses inconvéniens réels; il suffit de rappeler ici que, dans un assez grand nombre de cas, elle ne préserve point des hémorrhagies. On a cherché à se précautionner contre ce grave accident en modifiant les procédés; ce sont ces modifications qu'il faut d'abord examiner.

Les uns, sans s'inquiéter de la cause, se mettaient tout simplement en garde contre l'effet; et c'est ainsi qu'on fut conduit à l'emploi des ligatures d'attente, tant vantées autrefois, maintenant rejetées par la plupart des chirurgiens. Elles ont l'inconvénient d'enflammer plus facilement l'artère, de la couper quelquefois, lors même qu'elles n'ont pas été serrées; et quand on les noue, elles le sont sur un vaisseau déjà enflammé qu'elles coupent presque toujours trop tôt.

D'autres ont attribué la section trop prompte d'une artère, liée dans sa continuité, à la rétraction exercée en sens opposé par les deux bouts du vaisseau. On a donc proposé de placer deux ligatures à une petite distance l'une de l'autre, et de couper ensuite entre ces deux ligatures; procédé déjà mis en usage par Aétius. M. Maunoir, qui a renouvelé ce précepte, y attache une grande importance. Ses partisans ajoutent que les bouts de l'artère coupée forment, près de la ligature, un petit bourrelet qui l'empêche de glisser; circonstance qui explique, selon eux, pourquoi les ligatures, après les amputations, sont moins souvent suivies d'hémorrhagies qu'après les anévrismes.

Sans entrer ici dans cette question grave, on peut dire qu'après les amputations les artères sont dans d'autres conditions que quand il s'agit des anévrismes; d'ailleurs, dans les amputations, les artères collatérales sont également liées, des caillots s'y forment; ces caillots constituent des embranchemens qui viennent s'appuyer sur le caillot de l'artère principale liée; ils doivent nécessairement mieux le soutenir. Enfin, comme une ligature bien serrée coupe nettement les tuniques internes, le bourrelet formé derrière elle par ces tuniques l'empêchera toujours de glisser; et ces raisons ne suffisent pas pour convaincre; Mais un fait positif, c'est que, quand une artère est liée sans qu'on ait pratiqué sa section entre deux ligatures, des tractions sont exercées par le tissu artériel sur le point où la ligature est mise. Ces tractions peuvent être augmentées par quelques mouvemens du membre, et en vain on a avancé que les tiraillemens de l'artère pouvaient être évités par la flexion du membre; cette flexion ne détruit pas la contractilité du tissu du vaisseau et l'on doit craindre l'indocilité du malade et ses mouvemens involontaires.

Jusque là donc, ce procédé remplit réellement un but utile; mais les objections ne lui ont pas manqué.

On a dit d'abord que deux ligatures dans la plaie ex-

posent davantage à l'inflammation; que, quand une
artère est divisée, les parties placées au-delà des ligatures doivent se gangréner et produire de l'irritation.
Scarpa, qui blâme la section de l'artère entre deux
ligatures, cite un insuccès d'Abernethy. Samuel Cooper
a vu le procédé dont nous nous occupons donner lieu,
une fois, à Londres, à une hémorrhagie secondaire; il
ajoute qu'en 1807 M. Norman de Bath a placé deux
ligatures sur l'artère crurale, qui fut divisée entre elles;
l'inférieure tomba le quinzième jour; le lendemain le
malade perdit une livre de sang; la compression établie
à l'aide d'une compresse et d'une bande mouillées fut
mise en usage pendant quelque temps et le malade
guérit. Ajoutez que, quand on pratique la section de
l'artère entre deux ligatures, on est souvent obligé de
sacrifier des artères collatérales. Enfin on ne peut opérer
dans des lieux où l'étroitesse de l'espace, la profondeur de l'artère, l'importance des parties voisines, ne
permettent pas de mettre le vaisseau à découvert dans
une assez grande étendue; et Scarpa insiste sur la difficulté de ressaisir l'extrémité de l'artère dans beaucoup de circonstances, lorsque l'hémorrhagie survient.

Ces objections méritent attention sans doute, et je
ne conseillerais point ce procédé dans les cas signalés;
mais, comme il remplit une indication réelle, je crois
qu'on pourrait l'employer dans quelques circonstances
favorables, et, par exemple, un peu au-dessus de l'anneau du troisième adducteur de la cuisse.

A. Cooper a craint que, dans ces cas de section de
l'artère, la ligature fût repoussée par l'effort du sang,

et il a proposé, après avoir serré et noué le lien à l'ordinaire, de passer un de ses chefs muni d'une aiguille à travers l'artère, de part en part, immédiatement audessus de la ligature. C'est une précaution qui rend l'opération plus longue et plus difficile, et qui n'a pas assez de valeur pour être adoptée.

Enfin on s'est sérieusement arrêté sur cette autre idée, que, les hémorrhagies étant dues à la section complète de l'artère par le fil, il fallait à tout prix éviter cette section qui semble inévitable. De là les procédés de compression sur lesquels nous reviendrons plus tard; de là pour la ligature les procédés que voici.

M. Dubois a appliqué sur l'artère fémorale une ligature et un serre-nœud propre à comprimer graduellement le vaisseau ; la ligature fut serrée plusieurs fois, jusqu'à la cessation des pulsations anévrismales ; le cinquième jour le lien fut enlevé ; on mit les bords de la plaie en contact immédiat. Deux malades furent guéris à l'aide de ce procédé, dont M. Larrey a obtenu aussi des succès. Un troisième malade, opéré par M. Dubois, est mort d'hémorrhagie le dix-huitième jour ; le moyen de compression avait été enlevé le septième. Le séjour du serre-nœud dans la plaie, le danger de continuer et de graduer la compression sur une artère enflammée, tels sont, avec la crainte d'une ulcération, du peu de solidité du caillot, ou de la désunion des surfaces artérielles faiblement adhérentes, les argumens qui ont fait rejeter ce procédé ; on peut adresser le même reproche à tous les instrumens qui agissent de la même manière.

Les ligatures temporaires, à la méthode de Jones, ont attiré plus fortement l'attention des chirurgiens. On serre complètement la ligature, et non progressivement comme dans le procédé de M. Dubois ; mais on la retire après quelques heures ou au plus tard après quelques jours. Ainsi Jones plaça sur une artère deux petites ligatures près l'une de l'autre, il les enleva immédiatement ; un épanchement de lymphe coagulable eut lieu et le vaisseau s'oblitéra. Hutchinson a obtenu le même résultat sur les artères brachiales de deux chiens.

Travers, fit des expériences sur la carotide d'un cheval, et il constata que la ligature, appliquée seulement une heure, produisait une oblitération permanente. Ce procédé mis en usage sur l'homme donna aussi d'abord d'heureux résultats. Travers enleva la ligature après cinquante heures, et obtint l'oblitération d'une artère brachiale affectée d'anévrisme. A. Cooper, agissant sur la crurale pour un anévrisme poplité, a réussi en ne laissant la ligature que trente-six heures. Mais soit sur les animaux, soit sur l'homme, ces succès ne se soutinrent point ; et, chose remarquable, le procédé échoua entre les mains des mêmes opérateurs qui l'avaient vu réussir. Ainsi, dans un cas d'anévrisme poplité, Astley Cooper enleva la ligature après trente-deux heures ; les pulsations de la tumeur recommencèrent ; la ligature fut réappliquée pendant quarante heures, même revers : hémorrhagie considérable au douzième jour ; on revint alors à la ligature ordinaire. Hutchinson employa deux fois la ligature temporaire au-dessus d'un anévrisme poplité ; l'hémorrhagie força d'amputer le membre.

Travers opéra un anévrisme à la méthode de Hunter, il enleva la ligature vingt-sept heures après; le malade ne guérit point.

Aujourd'hui on laisse dans l'oubli ces expériences curieuses; on ne daigne pas même s'enquérir de la cause qui a pu les faire réussir et échouer. Il s'agirait cependant là d'un fait de la plus haute importance pour le traitement des anévrismes; car il est bien évident que si on refermait la plaie extérieure sans laisser aucun corps étranger à l'intérieur, on n'aurait pas d'hémorrhagies à craindre. Nous reviendrons sur ce sujet en parlant des mâchures, procédé nouveau qui ressemble beaucoup à la ligature enlevée après quelques heures. Là encore nous retrouverons ce sujet éclairé par des expériences de M. Amussat; bornons-nous à dire pour le présent que si une ligature laissée en place quelques heures ne coupe point l'artère, elle la divise inévitablement lorsqu'on la laisse en place plus de vingt-quatre heures. La celluleuse est alors comme frappée de mort dans le point lié, et quand la division arrive, les hémorrhagies peuvent s'ensuivre tout comme après la ligature ordinaire.

En résumé, la ligature temporaire a été un sujet mal étudié, mal observé, et l'on ne saurait l'essayer sans imprudence, telle que Jones et ses imitateurs nous l'ont transmise. Il faut laisser en place la ligature jusqu'à ce qu'elle tombe d'elle-même, ce qui arrive généralement du 10ᵉ au 20ᵉ jour.

Jusqu'à présent, en parlant de l'action de la ligature

sur les vaisseaux artériels, nous avons supposé leurs parois dans une intégrité parfaite, ou du moins très légèrement altérées, condition essentielle pour que la celluleuse ne soit pas coupée trop tôt par le lien, ce qui exposerait à de redoutables hémorrhagies.

Mais soit par les progrès de l'âge, soit par quelque altération morbide, l'artère peut être le siége de productions cartilagineuses ou osseuses ; la marche des phénomènes est alors bien différente. En effet, si l'on applique une ligature, les plaques osseuses ou cartilagineuses, qui se sont développées entre les membranes interne et moyenne, se brisent en fragmens plus ou moins volumineux et irréguliers, de telle sorte que la tunique celluleuse se trouve distendue et éraillée par les bords inégaux et saillans de chaque fragment. Si elle n'est pas divisée immédiatement, le choc du sang, aidé par la légère inflammation qui survient autour de la ligature, la rompra presque inévitablement plus tard.

D'autres fois les parois artérielles sont infiltrées de matière athéromateuse ou stéatomateuse. La membrane fibreuse se convertit graduellement en une matière jaune, très friable, d'une consistance d'abord très forte et finissant par se rapprocher de celle d'un tubercule ramolli ; on sent qu'une artère ainsi altérée, soumise à l'action de la ligature, se laissera couper et détruire avant qu'aucune adhérence ait assuré son oblitération.

Dans tous ces cas je rejette absolument la ligature ;

il faudrait recourir à la compression ou aux bouchons introduits dans l'artère, ou à tout autre moyen qui ne mettrait pas si promptement en risque la section du vaisseau. Si l'artère ne se trouvait ainsi affectée que dans une petite étendue, on pourrait cependant la découvrir plus haut et la lier ; mais il ne faudrait pas décider trop à la légère qu'elle est saine Ainsi. beaucoup de chirurgiens regardent comme peu importante une légère dilatation de l'artère, qu'on observe quelquefois entre un anévrisme et le cœur; elle tient, dit on, à la difficulté qu'éprouve le sang à passer dans la tumeur. J'ai lié, il y a quelques années, en présence de M. Moreau et de quelques autres membres de l'Académie royale de Médecine , une artère carotide primitive offrant la circonstance que je viens d'indiquer; les localités ne me permirent pas de lier au-dessous de l'endroit où existait une petite dilatation, bien distincte de la tumeur qui exigeait l'opération. J'avais présenté la malade à l'Académie ; on avait été unanimement d'avis qu'un lien pouvait être placé sur le point dilaté du vaisseau ; je l'y mis, et quelques jours après l'artère se rompit au-dessous de ma ligature restée en place.

La première condition de la ligature est donc qu'elle soit placée sur une partie saine du vaisseau ; la seconde, qu'elle ne soit pas trop rapprochée d'une collatérale du côté du cœur, attendu que le choc du sang nuit beaucoup à la formation du caillot. Il y a d'autres préceptes sur le lieu où il faut placer la ligature, selon l'espèce d'anévrisme qu'on a à traiter ; mais ces variétés de

position ne changeant rien au mécanisme de l'oblitération de l'artère, ne doivent point trouver place ici;
peut-être en dirons-nous un mot plus tard.

Voyons maintenant, afin d'apprécier toute la valeur
de la ligature, quels sont les phénomènes qui accompagnent et qui suivent son application, et quelle est la
nature et la force de l'obstacle qu'elle oppose à l'hémorrhagie.

Dès qu'une ligature est appliquée, le bout inférieur
de l'artère se vide du sang qu'il contient, à moins qu'il
n'en soit ramené d'autre par une collatérale; il en reste
cependant quelque peu qui se coagule, s'attache à la
celluleuse près de la ligature, et constitue le caillot inférieur, bien plus petit et bien moins important que
celui qui se fait dans le bout supérieur. En effet, dans
celui-ci il y a une portion de sang, entre la ligature et la
première collatérale, qui reçoit bien par communication le choc imprimé par le cœur; mais ce sang néanmoins reste en place et n'est pas renouvelé; il tend
donc à se coaguler. La coagulation commence près de
la ligature par deux raisons : d'abord parce que c'est le
point le plus éloigné de l'impulsion du cœur, seconde-
ment parce qu'il y a toujours un peu d'irritation en ce
point, ce qui favorise la coagulation. Jones et M. Manec enseignent même qu'il se fait là une sécrétion de
lymphe coagulable; j'ai dit que M. Amussat n'en avait
point observé. A partir de ce point, le caillot monte
dans le vaisseau jusqu'au voisinage de la première collatérale, mais toujours plus faible et plus mince à mesure
qu'il s'en rapproche, ce qui lui donne une forme coni-

que, bien connue de tous les observateurs. Si la collatérale est très rapprochée de la ligature, le caillot monte jusqu'au voisinage, mais ne la dépasse pas; alors le cône qu'il représente est bien moins allongé, et souvent même présente un sommet tronqué. Autour de l'artère, soit dans sa gaîne, soit dans les tissus ambians, il se fait à la même époque une sécrétion de véritable lymphe coagulable, mais qui, étant traversée par les fils de la ligature, ne sert en rien à la fermeture du vaisseau.

J'ai dit comment le caillot adhère à la celluleuse et quelquefois même à la tunique interne. Ces adhérences varient beaucoup pour la force et l'étendue; en général elles sont d'autant plus fortes qu'on les examine à une distance plus éloignée de l'époque de la ligature. Lorsque la ligature tombe, c'est-à-dire quand la celluleuse, qu'elle étreignait, se trouve complètement divisée, l'artère est béante, fermée seulement par le caillot; la sécurité du chirurgien, le salut du malade dépendent entièrement de la solidité de ces adhérences. C'est pour cela qu'une vive émotion morale, en doublant l'effort du cœur et le choc du sang, cause si souvent des hémorrhagies; c'est pour cela que le danger est plus grand, quand on a lié près d'une collatérale, d'une part parce que le caillot est plus faible, et ensuite parce qu'il est plus directement exposé au choc de la colonne circulatoire.

Quand la période de danger est passée, c'est-à-dire quand les adhérences du caillot sont assez solides pour résister à tous les efforts du cœur, il est bien moins intéressant pour le chirurgien de suivre les transformations soit du caillot, soit de l'artère. Le premier s'organise peu à peu, et d'abord par les points qui sont en contact avec les parois artérielles. Insensiblement l'organisation pénètre au centre de la masse fibrineuse; la matière colorante est absorbée, et au bout de trois mois ou environ l'extrémité du vaisseau n'offre plus qu'un cordon fibreux et imperméable.

Quand on place deux ligatures sur une artère, si on coupe le vaisseau dans l'intervalle, chaque bout se retire dans l'épaisseur des tissus et se comporte comme s'il ne s'agissait plus que d'une ligature unique; une couche considérable de lymphe plastique s'épanche entre les deux bouts de l'artère et les enveloppe l'un et l'autre.

Quelques expériences tendent à faire croire qu'alors il se reproduit de toutes pièces, le long de l'ancienne artère oblitérée, un nouveau tube qui fait communiquer directement le bout supérieur avec l'inférieur; mais ce phénomène est assez rare et ne peut passer que pour une exception. La circulation s'entretient par les collatérales; l'artère s'oblitère du côté du cœur ordinairement jusqu'à la première branche, de l'autre côté jusqu'à la première anastomose qui y rapporte du sang; la tumeur anévrismale diminue, revient sur elle-même; et, après un temps qui varie, mais qui est toujours assez long, ne laisse d'autres traces qu'un noyau fibreux, dont on peut hâter la disparition par des moxas appliqués sur la peau (Larrey).

De la considération de ces principes il résulte que la ligature n'est pas un procédé toujours sûr. Pour peu

que l'artère soit volumineuse, le chirurgien a toujours
à trembler qu'une hémorrhagie foudroyante ne vienne
lui ravir son malade. J'aurais voulu établir d'une manière précise l'époque à laquelle le danger est passé,
mais il y a tant de variations selon le calibre du vaisseau,
son état normal ou pathologique, l'état général du malade, etc., qu'il est impossible de rien dire de certain
à cet égard. Quand une hémorrhagie a eu lieu, le danger
s'accroît chaque fois qu'elle se renouvelle, attendu que
le sang devient plus séreux et que le travail de coagulation et d'adhésion est chaque fois plus difficile à recommencer.

Quoique ces craintes soient justement fondées, toutefois il n'était pas inutile de rechercher jusqu'à quel
point l'expérience les confirme. J'ai donc rassemblé
des observations, et voici les résultats que leur compa-
raison m'a données.

J'ai recueilli 180 opérations d'anévrismes, exécu-
tées par la méthode d'Anel, et j'ai rencontré 32 cas
d'hémorrhagies, c'est-à-dire 1 sur 6, proportion véritablement effrayante. Elles se sont déclarées principalement du sixième au vingt-quatrième jour; les plus
promptes ont apparu le premier jour; les plus lentes
ont attendu le soixantième. Je passe sous silence les autres accidens, qui doivent se rencontrer à peu près aussi
fréquemment dans tous les procédés où l'on cherche à
oblitérer les artères par une opération sanglante; le
chiffre des morts a été de 43, 1 sur 4. Il y aurait à
rechercher ensuite en quelles proportions ces insuccès, ces hémorrhagies, se rencontrent sur chaque

artère. Je renverrai à cet égard au grand tableau qui termine cet opuscule, où les observations ont été rangées de manière à présenter facilement ces résultats.

3° *Compression immédiate.* La compression immédiate a été pratiquée en vue d'agir sur une plus grande étendue du tube artériel qu'avec la ligature, et surtout de mettre simplement en contact la paroi interne du vaisseau, sans en rompre les tuniques. Desault comprimait l'artère entre deux plaques de bois, Percy à l'aide d'une plaque de plomb, et plus tard d'une pince d'acier terminée par deux plaques, qui se rapprochaient à volonté. Deschamps et Assalini avaient chacun leur presse-artère, etc. Nous nous arrêterons au procédé de Scarpa, qui a joui d'une réputation qu'il soutient encore, et au procédé de M. Malagò, modification assez heureuse de celui de Scarpa.

On sait que Scarpa, après avoir découvert le vaisseau comme à l'ordinaire, le serrait de deux ligatures plates, composées de six brins de fil, unis en forme de ruban, et liées sur un cylindre de sparadrap long de six lignes et large de trois. Au bout de quatre jours le travail de l'adhésion est considéré comme suffisamment avancé pour permettre de couper les ligatures et de retirer le rouleau protecteur.

Une règle essentielle, recommandée par Scarpa, est de ne pas trop serrer la ligature. On me permettra de passer sous silence les détails, assez connus, du procédé opératoire.

Suivant l'auteur, la compression établie de cette manière ne lèse nullement les tuniques de l'artère ; elle met seulement ses parois internes en contact, et y détermine une inflammation adhésive, qui l'oblitère mieux que le caillot. A la vérité, si on laissait le cylindre longtemps en place, on risquerait de voir survenir l'ulcération de la tunique externe ; mais cette ulcération ne commence pas avant le sixième jour, et comme on retire la ligature le quatrième, tout danger de ce genre est évité. Que si, long-temps après la guérison, on a occasion de disséquer le membre, on trouve l'artère, dans une étendue variable, mais toujours au moins dans les points touchés par le cylindre, changée en un cordon fibreux.

Il rapporte à l'appui de son procédé quatre observations, dans lesquelles le tube artériel est resté oblitéré : toujours les plaies ont beaucoup suppuré. La gangrène s'est emparée du pied chez un malade, il a fallu recourir à l'amputation ; chez un autre il est survenu un érysipèle le jour où la ligature a été enlevée ; huit jours après cette inflammation n'avait pas encore disparu.

Les résultats obtenus par M. Roux sont bien plus satisfaisans. Ce chirurgien dit avoir employé près de cinquante fois le procédé de Scarpa pour des ligatures d'artères principales des membres ou du col, telles que la carotide, l'axillaire, la brachiale, la crurale ; et cinq ou six fois seulement des hémorrhagies ou le sphacèle du membre ont fait périr les malades.

M. Roux admet aussi l'explication donnée par Scarpa, et croit à l'adhérence des parois artérielles. Nous sommes forcés ici de nous écarter de l'opinion de ces deux chirurgiens; mais les faits suivans, que nous empruntons encore à M. Amussat, ne nous permettent pas de l'admettre.

Le procédé de Scarpa a été appliqué sur des chiens et des chevaux, avec toutes les précautions désirables, et ses effets étudiés avec la plus grande attention. Pour peu que la ligature soit serrée, elle coupe plus ou moins les tuniques internes, ce qui est contradictoire avec ce que Scarpa avait annoncé. Si on ne laisse le cylindre que quelques heures, il ne se produit pas d'autres effets que ceux de la ligature provisoire; mais s'il reste quatre jours en contact avec l'artère, toute la portion du vaisseau qu'il a touchée est frappée de mort; elle tombe à une époque variable, comme fait la portion de celluleuse étreinte par une ligature, et l'artère se trouve interrompue dans une étendue de six à huit lignes. Il n'y a donc pas adhésion des parois, comme on le croit, puisque ces parois même ont disparu. Les deux bouts divisés de l'artère apparaissent béans et remplis par un caillot, comme après la ligature ordinaire; seulement la celluleuse est divisée ici au même niveau que les autres tuniques, ce qui pourrait passer pour un désavantage; mais cet inconvénient est compensé par une adhérence en général plus forte du caillot aux parois artérielles, adhérence très bien expliquée par l'inflammation plus intense qu'a dû déterminer dans le vaisseau une semblable déperdition de substance.

Comment se fait-il cependant que Scarpa ait professé une théorie si opposée aux faits, et que M. Jameson l'ait récemment reproduite avec une conviction nouvelle? Cela est difficile à dire ; on peut seulement présumer que ces expérimentateurs n'ont examiné l'artère que long-temps après la guérison, et alors la gaîne artérielle, qui n'a subi aucune perte de substance, qui au contraire s'est épaissie par l'inflammation, figure assez bien un cordon fibreux réunissant les deux bouts du vaisseau, et a pu être prise pour le vaisseau lui-même.

Il y a cependant un moyen qui paraît capable d'oblitérer l'artère sans diviser les tuniques et surtout sans les mortifier ; c'est celui de M. Malagò. M. Amussat l'a expérimenté de la manière suivante : un fragment de bougie de cire ou de diachylon étant posé sur l'artère, on applique par-dessus une ligature qu'on ne noue point, mais dont on tord seulement les deux chefs avec les deux doigts, de manière qu'il suffit de la détordre pour enlever le lien avec une grande facilité. L'artère de cette façon n'est pas précisément aplatie ; elle se moule sur la bougie de façon que les deux côtés du vaisseau sont relevés en forme de gouttière.

L'essai fut fait sur la carotide d'un cheval, la ligature et la bougie retirées après quelques jours, et l'artère examinée plus tard. Elle était remplie par un caillot énorme, consistant, de plusieurs pouces de longueur, adhérant assez fortement à la paroi interne de l'artère, dans le point qu'avait serré la ligature ; ces adhérences étaient rougeâtres et comme si elles avaient été produites par du sang épanché ; du reste aucune lésion des tuniques artérielles, mais en revanche aucune adhérence de la paroi interne à elle-même.

J'ai donc établi avec raison que ces adhérences étaient un phénomène rare, et quoique je ne veuille point en nier la possibilité, il est aisé de voir qu'on ne peut s'attendre à les produire au gré de l'opérateur. Dépouillé de ce résultat, le procédé de Scarpa perd beaucoup de sa valeur; appliqué à l'ordinaire, il produit plus de désordres que la ligature, sans offrir beaucoup plus d'efficacité, et ce que j'en dis s'applique avec bien plus de raison encore aux procédés où la compression est plus forte, tels que ceux que j'ai cités au commencement de cet article. Quant à la modification de M. Malagò, elle aurait surtout une grande importance dans les cas où l'artère malade ou ossifiée ne permet pas de tenter la ligature; mais il ne suffit pas d'un seul fait pour l'apprécier, et tout ce qu'on peut en dire, c'est qu'elle mérite d'être expérimentée de nouveau.

4° *Bouchons mécaniques.* Avant que la ligature fût retrouvée par A. Paré, et même long-temps après encore, on sait que l'on tentait l'oblitération des artères ouvertes en introduisant dans leur canal des cônes d'alun, de sulfate de fer, etc. ; mais on comptait surtout alors sur la causticité de ces substances. L'indication d'un véritable obturateur mécanique remonte, ainsi qu'il a été dit, à Avicenne, qui y ajoutait la ligature. On y est revenu récemment; les uns ont proposé de porter dans l'artère une tige de cire très mince; puis l'opérateur, pinçant solidement le bout du vaisseau, refoule de haut en bas, soit avec les doigts, soit avec une pince, cette espèce de bouchon mou et facile à pétrir, de manière à en former un noyau renflé, que le sang chasse diffici-

lement. Chastanet, cité par M. Velpeau, portait dans
l'artère un stylet destiné à l'irriter. Dans les cas d'artères
ossifiées, MM Roux et Dupuytren, au rapport de
M. Manec, y introduisent un morceau de bougie ou tout
autre corps aussi peu consistant et appliquent sur le tout
une ligature ordinaire.

Je ne connais pas d'observation détaillée où ce moyen
ait été appliqué sur l'homme. Sur les animaux, M. Mi-
quel d'Amboise assure que l'introduction, dans un tube
artériel, d'une simple corde à boyau, y développe promptement et constamment un état morbide, qui le rend
incapable de recevoir le sang, quoique non mécani-
quement oblitéré. M. Manec assure au contraire avoir
vu constamment le caillot interne, formé autour du
corps étranger, tomber en putrilage quelque temps
après sa formation, en sorte que l'hémorrhagie devient
imminente, si un caillot solide et de suffisante longueur
ne s'est pas formé entre le corps étranger et la première
collatérale.

Il est impossible de porter un jugement entre ces
témoignages contradictoires. Toutefois, dans les cas
d'ossification des artères, l'autorité de MM. Roux et
Dupuytren suffit pour qu'il soit permis de les imiter.

5° *Séton*. On a proposé de remplacer la ligature par
un autre moyen, consistant à traverser l'artère par un
fil ou une lanière de peau de daim. M. le docteur
Jameson de Baltimore a fait sur les animaux des expériences qui semblent indiquer que ce moyen peut
être, en certains cas, avantageux.

L'artère carotide d'un mouton est traversée avec una

aiguille à suture, armée d'une lanière de peau de daim ordinaire de forme conique, ayant trois lignes de largeur à sa plus grosse extrémité. On en coupe les deux bouts à trois lignes du vaisseau. Pas d'hémorrhagie pendant l'opération. Vingt-deux jours après on tue l'animal; les tuniques artérielles ont beaucoup augmenté d'épaisseur à un pouce au-dessus et au-dessous du séton. Aucune trace de la plaie faite à l'artère sur l'un de ses côtés; sur l'autre, légère dépression contenant une matière jaunâtre, qui est reconnue pour une petite portion de peau de daim, restée dans le vaisseau et réduite en pulpe. Les parois de l'artère étaient en contact et réunies, à l'exception d'une ouverture aplatie recevant un petit stylet.

L'artère carotide gauche d'un chien ayant été traversée par un cordon de peau de daim, comme dans la première expérience, à l'examen des parties on trouva l'artère légèrement contractée et un peu épaissie ; sur les deux côtés du vaisseau étaient deux petites éminences jaunâtres, qui étaient les deux bouts de la ligature, réduite à l'état d'une pulpe jaune. Elles étaient enveloppées d'une membrane semblable à la tunique externe de l'artère. A l'intérieur il y avait adhérence entre la tunique interne et le cordon de peau qui était d'une consistance pulpeuse. En dedans du vaisseau, il était évidemment recouvert d'une lymphe organisée qui s'étendait d'un côté le long de ses bords, à une certaine distance.

Ces expériences ont été répétées en 1829, au Val-de-Grace, par M. Worms, alors sous-aide-major à cet hôpital ; les mêmes résultats ont été obtenus, mais on opérait sur des chiens de trop petite taille pour qu'on pût en tirer des conclusions relativement à des artères un peu volumineuses.

M. Amussat a varié le procédé. Il pique l'artère dans sa continuité à l'aide d'une aiguille courbe armée d'un fil ordinaire, passe l'aiguille dans le tube artériel, la fait ressortir à un pouce environ plus haut, attire alors le fil jusqu'à ce que son extrémité, franchissant la première ouverture, tombe et flotte librement dans l'artère même. Alors il arrête le fil au moyen d'un nœud fait en dehors et qui l'empêche d'être attiré plus avant dans le vaisseau, coupe le fil près de ce nœud et réunit la plaie extérieure. Sur de petites artères, un caillot s'est formé en effet autour du fil et l'oblitération s'en est suivie ; sur des vaisseaux d'un certain calibre, le caillot ne s'est point formé.

Je rapporte ces faits comme de simples essais, sans y attacher plus d'importance que n'y en mettent sans doute les auteurs eux-mêmes ; ce sont des inventions fort ingénieuses, mais qui de long-temps encore ne seront applicables à la pratique.

6° *Acupuncture.* Le procédé que M. Velpeau a essayé sous le nom d'acupuncture, pour obtenir l'oblitération des artères, peut être rangé à côté des précédens.

Une aiguille est enfoncée dans l'artère crurale d'un chien ; au bout de cinq jours une concrétion fibrineuse très ferme la remplissait complètement dans l'étendue de près d'un pouce. Plus tard, renouvelant ses expériences, l'auteur de ce procédé enfonça sur le trajet de l'artère crurale d'un autre chien, sans dissection préalable, une aiguille à acupuncture d'un pouce et demi de long; deux autres furent placées sur le côté opposé. Au quatrième jour la première aiguille, trouvée *sur le tiers externe* de la fémorale, n'avait fermé ce vaisseau qu'à moitié. Des deux dernières, une seule avait rencontré le vaisseau et déterminé la formation d'un caillot long d'environ un pouce.

Nouvelles tentatives, en mettant à nu le vaisseau, pour agir avec plus de certitude; même résultat. Toutes les fois, en un mot, que le corps étranger a pu se maintenir en-place au moins quatre jours, un caillot s'est formé dans le point piqué, et l'oblitération s'en est suivie.

En résumé l'auteur établit pour cette opération le précepte suivant : Une seule épingle ou une seule aiguille est suffisante pour les artères de la grosseur d'une plume à écrire; deux ou trois seraient nécessaires pour les vaisseaux d'un calibre moitié plus fort; et, pour les grosses artères, on pourrait porter ce nombre à quatre ou cinq. Il conviendrait alors, pour en augmenter l'effet, de les placer en zig-zag à 4 ou 6 lignes de distance.

L'acupuncture, ainsi pratiquée, ressemble beaucoup à la suture de Lambert, ainsi que M. Velpeau en convient lui-même. Elle paraît propre à réussir sur de petites artères; en effet, l'auteur n'a expérimenté que sur des artères fémorales de chien, et quand il a essayé de placer deux aiguilles à travers l'aorte, il ne s'est pas trouvé de caillot; il est vrai que les aiguilles ne sont restées en place que vingt-quatre heures.

Mais nous possédons d'autres expériences faites sur des artères plus volumineuses. M. Amussat passe quatre épingles en sens divers à travers la carotide d'un cheval, et les laisse en place durant soixante heures. Inflammation considérable autour de l'artère ; le cheval tué, on trouve les épingles lisses et brillantes dans l'intérieur du vaisseau et sans la moindre trace de caillot. Sur un autre cheval, même essai, même résultat, seulement trois des épingles étaient recouvertes de lymphe coagulable ; mais nulle trace de caillot ni d'oblitération. Cependant, autour des artères ainsi piquées s'était développée chaque fois une inflammation considérable.

Et, enfin, en supposant que l'acupuncture puisse donner de meilleurs résultats, est-ce une opération exempte de danger ?

Nous avons cité le fait où M. Amussat, dans une expérience, vit cette petite solution de continuité déterminer la formation d'un anévrisme. Guthrie a vu des épingles produire une hémorrhagie par leur introduction dans l'artère carotide ; il cite deux faits dans lesquels la piqûre du tenaculum, sur l'artère fémorale, détermina des ulcérations et ensuite une hémorrhagie considérable. C'est donc, en résumé, un moyen d'une efficacité déjà fort douteuse sur les animaux, et que les dangers qu'il présente ne doivent point permettre d'essayer sur l'homme, surtout lorsque tant d'autres peuvent le remplacer.

7° *De la torsion.* Nous allons maintenant parler de trois procédés d'une toute autre importance, imaginés tous trois par l'habile expérimentateur dont le nom est revenu si souvent sous notre plume, M. Amussat. Ces procédés sont, selon l'ordre de leur invention, la torsion, le refoulement, et les mâchures.

La torsion semblerait d'abord ne s'appliquer qu'aux artères béantes à la surface d'une plaie. Mais les dangers qui accompagnent la ligature, l'utilité qu'il y a même en certains cas de diviser l'artère dans sa continuité, pour prévenir sa rupture, et le besoin d'apprécier toutes les ressources de l'art, ne nous permettent pas de passer ce moyen sous silence.

J'ai raconté brièvement son origine et son histoire, et en comparant les procédés vagues des anciens à ceux du nouvel inventeur de la torsion, on verra qu'ils n'ont guère que le nom de commun.

Si, sur le cadavre, on met à nu une artère, dans l'étendue de quelques lignes, et qu'à l'aide d'une pince on la torde suivant son axe, les spirales s'étendent jusqu'à la collatérale la plus voisine, qu'on peut rompre en portant la torsion un peu loin. Les spirales, pour peu qu'elles soient en certain nombre, ne se défont pas, excepté quelques dernières.

Pour économiser le temps et simplifier l'opération, M. Amussat conseillait d'abord de fixer l'artère avec une pince ou deux doigts au niveau des tissus. Alors, en tordant jusqu'à rupture des membranes, voici les phénomènes qui se passent :

1° La membrane celluleuse tordue forme une espèce de calotte, surmontée à son extrémité d'un petit tourillon, constitué par la torsion même de cette membrane. Le vaisseau en est parfaitement oblitéré.

2° Les membranes interne et moyenne sont rompues irrégulièrement au-dessus du point saisi par les pinces. Elles se resserrent, s'arrachent même de la celluleuse, et quelquefois enfin se roulent sur elles-mêmes dans l'intérieur du vaisseau.

Agit-on sur des tissus vivans, les résultats sont les mêmes. Mais immédiatement après l'opération le bout du vaisseau est soulevé par les pulsations de la colonne du sang, à laquelle la celluleuse tordue offre un obstacle presque impossible à surmonter ; bientôt, comme après la ligature, il se forme un caillot sanguin. Ce caillot adhère par sa base vers le point où les tuniques moyenne et interne sont déchirées et séparées de la celluleuse, et ses adhérences sont d'autant plus fortes que la solution de continuité des tuniques internes est plus étendue. Toutes ces parties, soudées ensemble, oblitèrent le vaisseau qui, plus tard, jusqu'à la première collatérale, subit les mêmes modifications que pour la ligature. En même temps qu'à l'intérieur, il se développe également autour de la celluleuse une inflammation avec sécrétion de lymphe plastique, qui l'agglutine aux tissus voisins et augmente ainsi sa résistance.

On n'a pas encore d'idée bien exacte de ce qui arrive du bout d'artère ainsi tordu ; M. Amussat penche à croire qu'il se mortifie ou qu'il est absorbé et laisse alors à nu les membranes internes refoulées, soudées ensemble et avec le caillot ; Schrader croit qu'il se transforme en tissu fibreux. Il est besoin sur ce point de nouvelles expériences.

Voilà en général ce que fournit à l'observation la torsion pure et simple, et telle est aussi la manière dont M. Amussat la pratique encore sur les artères d'un petit volume ; mais pour celles d'un calibre considérable il s'est appliqué, à l'aide de moyens simples et basés sur des préceptes rigoureux, à établir une méthode qui devait assurer à son moignon le plus de résistance possible. Voici comme il procède.

Les instrumens nécessaires sont quatre pinces, deux ordinaires, une troisième qu'il nomme à *baguettes;* c'est une pince dont les branches se terminent en tiges cylindriques, bien lisses, d'une demi-ligne de diamètre et longues de plusieurs lignes.

Enfin la quatrième, ou pince à torsion, est munie d'un petit mécanisme fort simple, à l'aide duquel on la maintient fermée, une fois que le tube artériel est saisi. C'est un coulant disposé à la partie externe d'une des branches et qu'on glisse, pour fermer l'instrument, entre deux petites rainures qu'offrent deux montans latéraux de la branche opposée.

À l'aide d'une pince ordinaire, tenue de la main droite, on saisit l'extrémité libre de l'artère ; avec la seconde pince on dégage le vaisseau des parties environnantes et on le fait saillir de cinq à six lignes en avant de la surface de la plaie. Cela fait, quand il est bien isolé, cette seconde pince est remplacée par celle à torsion, avec laquelle on prend l'artère transversalement à son extrémité ; puis, l'artère ainsi tenue de la main droite, de la gauche on prend la pince à baguettes avec laquelle on saisit transversalement le vaisseau au niveau de la plaie ; on presse sur cette pince pour couper les tuniques interne et moyenne ; puis, cette pince, toujours serrée avec une certaine force, on imprime à celle à torsion un mouvement de rotation sur son axe dans l'étendue d'un demi-arc de cercle, comme si on voulait rouler l'artère comme un ruban autour de ses mors, et en prenant un point d'appui sur la pince à baguettes. Enfin par un mouvement de bascule du corps de la pince, perpendiculaire d'abord à l'axe de l'artère, comme pour commencer la torsion, on la ramène insensiblement dans la direction de cet axe, et en roulant l'instrument entre les doigts on achève la torsion ; on retire la pince à baguettes, et avec la pince à torsion on repousse le bout de l'artère dans les chairs, ou, si l'on veut, on resèque le tourillon.

La sûreté de ce procédé dépendant en grande partie des modifications que subit l'extrémité du vaisseau dans les deux derniers temps de l'opération, nous allons nous y arrêter avec quelques détails.

Une fois les tuniques internes coupées par la pince à baguettes, elles se rétractent et laissent en contact dans cet endroit la face interne des parois de la celluleuse, pressée par ce dernier instrument. Les baguettes ne se trouvent plus distantes que de l'épaisseur de cette tunique externe ; maintenues dans ce rapprochement, lorsque ensuite on enroule l'artère sur l'autre pince, on l'oblige de passer par cette filière, trop étroite pour recevoir l'épaisseur de ses trois membranes réunies ; les deux inter-

nes, faiblement adhérentes, comme on sait, à la celluleuse, en sont détachées à partir du point de leur
section, et leur bord libre se replie et remonte dans
l'intérieur de l'artère comme un doigt de gant qu'on
retourne. C'est ce mécanisme qui constitue le refoulement. A mesure dès lors qu'on fait la torsion de la
celluleuse et qu'on en forme comme une espèce de corde
à boyau, chaque nouveau tour attirant l'artère de plus
en plus à travers la filière, les tuniques internes se dé-
collent à mesure et remontent en forme de tube libre
dans la cavité de l'artère. En exécutant ce procédé sur
une artère isolée, pendant qu'on pratique la torsion, si
l'on presse entre les doigts le bout situé derrière la
pince à baguettes, on sent comme un coin qui chemine
et les écarte.

Si on examine le bout de l'artère après l'opération,
on voit qu'il se termine par un léger renflement, arrondi
en forme de calotte et surmonté au centre par la celluleuse tordue comme une corde à boyau. Ouverte
dans le sens de son axe, l'artère offre à l'intérieur un
tube renversé des tuniques internes, de telle sorte que
la face par laquelle les tuniques refoulées adhéraient à
la celluleuse constitue l'intérieur du tube. Je ne saurais
mieux le comparer qu'à l'extrémité d'un doigt de gant
coupé circulairement et qu'on enfoncerait en le re-
tournant dans sa base. Tout autour du tube existe un
cul-de-sac circulaire; au centre de son sommet est son
ouverture, dont le diamètre est extrêmement petit par
le rapprochement des parois. Ce tube, se trouvant remonter en sens inverse de la progression du sang, serait

bientôt refoulé par son impulsion s'il était abandonné à lui-même ; mais soutenu par la torsion de la celluleuse, il offre au sang une barrière insurmontable.

Pour s'assurer du degré de résistance qu'une artère, ainsi tordue, oppose à la force du sang, M. Amussat, à l'aide d'une seringue, a fait sur le cadavre des injections en employant beaucoup de force ; l'artère a été allongée mais n'a jamais cédé au liquide. Toutefois, alors que ce praticien se bornait à la simple torsion et qu'il ne la combinait pas avec le refoulement des tuniques internes, il a vu, dans quelques circonstances, le liquide rompre les membranes et s'épancher dans la celluleuse, sans néanmoins pouvoir la détordre.

La torsion achevée, tout se passe comme nous l'avons dit en parlant de la torsion en général, seulement la forme du caillot est modifiée par la disposition des tuniques internes. Il ressemble tout d'abord à un petit clou renversé et agglutiné sur la partie supérieure du petit tube formé par ces membranes.

M. Fricke de Hambourg préfère un procédé plus simple, mais qui aussi présente moins de sécurité. Voici comme je l'ai trouvé décrit dans la thèse de Schræder :

1° Les grosses artères, telles que la crurale, la brachiale, la poplitée, sont saisies avec des pinces ordinaires à quelques lignes au-dessus de leur extrémité et tirée de quatre ou cinq lignes hors des chairs ; alors la pince qui tient l'artère est confiée à la main gauche, et, avec une pince saisie de la main droite, on isole l'extrémité du vaisseau qu'on tire hors des parties qui l'environnent, en les repoussant en haut ou en bas, suivant que l'ouverture de l'artère se trouve dans l'une ou l'autre de ces directions. Dans ce genre de torsion les mors de la pince doivent être parfaitement comprimés avec les doigts de la main gauche, de manière que l'instrument est tourné entre ces doigts comme dans un anneau bien ajusté, car si, au commencement où on tord, on ne comprime pas solidement les mors de la pince, l'artère s'échappe et on est obligé de recommencer. La pince doit être tournée de manière à ne point s'écarter de l'axe longitudinal du vaisseau, et la torsion portée jusqu'à la rupture des parties de l'artère saisies par les pinces; huit ou neuf tours suffisent ordinairement, car il n'est plus douteux qu'alors la valvule externe (il appelle ainsi le cul-de-sac que forme la celluleuse) ne soit formée de tours de spirales suffisans, qui la rendent propre à résister à l'impulsion du sang. Si on ne pratique qu'un certain nombre de tours de torsion sur les grosses artères, on a à redouter les hémorrhagies, car les spirales, n'étant point assez solides ni assez nombreuses, se défont après quelques contractions du cœur; l'ouverture de l'artère reste béante, et le sang, ne rencontrant pas d'obstacle à son cours, s'écoule au dehors, à moins qu'il ne soit arrêté par la formation d'un caillot.

2° Pour les petites artères, en raison de leur peu de volume, ou bien on les tord simplement jusqu'à rupture des membranes ; cinq ou six torsions suffisent pour arrêter le sang dans la thoracique, par exemple. Il faut saisir et isoler avec dextérité ces petites artères des parties qui les environnent. On en vient plus facilement à bout si on prend avec elle la portion du muscle où elle se cache, et si on l'attire à soi avec une pince ; aussitôt qu'on perçoit la lumière du vaisseau, on le déterre en quelque sorte du milieu des parties molles, on le tire et on le tord comme nous l'avons vu plus haut. Quand, à cause de sa profondeur, on ne peut distinguer son ouverture que par le sang qui sort, on plonge une pince dans l'endroit où il jaillit, on saisit et on tord ensemble l'artère et les parties environnantes... L'expérience nous a prouvé que cette torsion est plus douloureuse, mais aussi sûre.

Dans ce procédé on néglige de fixer l'artère près des tissus pour opérer la torsion de son extrémité libre. « Nos expériences sur le cadavre, dit Schrader, et « l'examen des artères tordues sur l'homme vivant, ne « nous ont point prouvé que la torsion s'étendît au-delà « de la surface de la plaie, ou du point où l'artère est « encore en contact avec les parties voisines. »

Il paraît cependant que M. Amussat, dans ses expériences sur les animaux, a vu la torsion s'étendre au loin, tirailler et déchirer les cordons nerveux et le tissu cellulaire qui environne le vaisseau, et les collatérales avoisinant la plaie sont sujettes à se rompre.

En résumé, quoique M. Fricke continue à se servir

avec succès de son procédé, l'examen attentif de celui de M. Amussat et de ses résultats sur le cadavre et sur les animaux vivans ne laisse aucun doute relativement à sa plus grande sécurité qu'il présente et à sa supériorité sur tous ceux qu'on a voulu lui substituer.

La torsion n'a point encore été essayée contre les anévrismes, et il serait téméraire ici de devancer l'expérience ; toutefois les succès incontestables qu'elle a obtenus, dans les cas de plaie et à la suite des amputations, ont un motif suffisant pour la faire expérimente r

Il nous reste à examiner une autre méthode de torsion qui, à l'opposé de la première, ne s'applique qu'à la continuité de l'artère. Je transcrirai la description qu'en a donnée son inventeur, M. Thierry.

« Dans ce procédé je soulève le vaisseau avec une « aiguille de Deschamps, et je m'en sers comme d'un « tourniquet, faisant exécuter autant de mouvemens « de torsion, toujours dans le même sens, que l'exige « le calibre de l'artère. Cette précaution est fort im-« portante, car il est arrivé plus d'une fois à des chi-« rurgiens habiles de renoncer à l'emploi de cette mé-« thode chez l'homme parce qu'ils avaient négligé de « proportionner la quantité de torsion au volume de « l'artère. »

M. Thierry parle dans cet endroit comme si nombre de fois déjà on avait essayé sa méthode sur l'homme. Je n'en ai pu rencontrer cependant un seul exemple, et je doute qu'aucun chirurgien prudent ose en faire l'expérience.

8° *Du refoulement*. Procédé dû encore à M. Amussat, et qui s'applique à l'artère dans sa continuité.

Les seuls instrumens particuliers sont deux pinces à baguettes. L'artère mise à découvert et bien séparée des tissus voisins, comme pour l'opération de la ligature, et dans une étendue de quelques lignes, on passe au-dessous la branche d'une des pinces, et on la saisit transversalement en la soulevant un peu; la seconde pince est placée de même, le plus près possible de la première, de manière que leurs extrémités soient dans un sens diamétralement opposé. L'opérateur, de chaque main tenant une pince, presse sur les deux instrumens pour rompre les membranes internes; puis prenant son point fixe sur la pince du côté du cœur, qu'il tient fortement, il imprime à l'autre pince des mouvemens obliques en sens contraire, pour décoller les membranes internes de l'externe, et ensuite, l'écartant parallèlement de la première pince avec une force suffisante, il refoule les membranes rompues en se dirigeant vers les capillaires. L'artère est ainsi passée à la filière, et le renversement des tuniques internes s'effectue toujours du côté des capillaires.

Il est important que les branches des pinces soient extrêmement lisses, car la moindre éraillure de la tunique celluleuse, destinée à soutenir seule le premier choc du sang, pourrait occasionner des accidens hémorrhagiques, indépendans du procédé opratoire.

L'artère ouverte immédiatement, on voit, au lieu cor-

respondant à la pince de point d'appui, une section
complète des membranes internes ; puis, en suivant le
sens de la circulation, un anneau étroit, débris de ces
mêmes membranes et qui marque l'espace que lais-
saient entr'elles les branches arrondies des pinces ;
plus loin la tunique celluleuse dénudée dans toute l'é-
tendue du refoulement, et enfin les tuniques internes
renversées et refoulées en petit tube, analogue à celui
que nous avons décrit pour la torsion , procédé de
M. Amussat. Seulement ici il est tourné en sens inverse,
c'est-à-dire que son extrémité libre est tournée vers les
capillaires ; du côté du cœur est sa base, espèce de petit
bourrelet arrondi, que forment les tuniques en se re-
pliant sur elles-mêmes ; tout autour est une petite
dépression circulaire , point d'union avec la celluleuse, au centre l'entrée du petit tube interne un peu
évasée.

L'artère, sur le vivant, abandonnée à elle-même reprend sa place, et voici ce qui se passe : le sang vient
frapper le cône des membranes refoulées et continue
quelque temps à traverser le petit canal central qu'il
offre à son centre ; mais au bout de quarante-huit heures
le caillot est formé et le passage du sang empêché. Le
quatrième jour le caillot est complet et adhère fortement, dans toute l'étendue de la dénudation de la celluleuse, sur la base du refoulement, et file dans son intérieur comme une tige de clou. L'extérieur de l'artère,
isolée en ce point des parties sous-jacentes, suppure
dans la plupart des cas ; et enfin, après la guérison com-

plète, le vaisseau offre en cet endroit un renflement fusiforme.

Si le refoulement est fait du côté du cœur, il arrive ordinairement que l'impulsion du sang repousse les membranes, et la formation du caillot est lente et difficile.

Deux objections se présentent de prime abord. 1° La tunique celluleuse peut-elle résister aux tractions que nécessite le refoulement? Cette tunique, d'un tissu lamineux, serré, ne peut être rompue, lors même qu'elle est privée des deux autres membranes, qu'en déployant des forces bien supérieures à celles qu'on emploie pour le refoulement.

2° On pourrait redouter la formation d'un anévrisme secondaire par la dilatation de la celluleuse dénudée; c'est ainsi du moins qu'on explique le mécanisme de l'anévrisme faux consécutif.

Toutes les expériences de M. Amussat ont été faites avec rigueur; jamais cet accident n'est survenu. Il y a plus, il a essayé à dessein d'obtenir cet anévrisme; il a dénudé la tunique externe, mâché l'artère en tous sens et au loin; toujours sans résultat.

Cette opération a été suivie sur les animaux d'un succès constant. Cependant, quand il s'agit de tirailler ainsi une artère sur un homme, on réfléchit encore à s'y décider; la crainte de quelque accident imprévu doit long-temps arrêter l'opérateur. M. Amussat lui-même, lorsqu'il en fit pour la première fois l'épreuve, n'osant agir sur l'artère de son malade avec la même force que sur les animaux, n'obtint qu'un refoulement incomplet et qui n'oblitéra pas le vaisseau, et lui-même, enfin, a renoncé à ce procédé, ce qui nous dispense de le juger.

9° *Des mâchures.* Nous avons dit qu'en pressant une artère, mise à découvert, entre les mors arrondis d'une pince, la tunique celluleuse reste intacte, et les membranes internes sont rompues complètement dans leur circonférence. Si l'on abandonne le vaisseau sans y suspendre le cours du sang, chaque flot de ce liquide lave la petite plaie, entraîne la lymphe coagulable à mesure qu'elle s'épanche ou empêche son agglutination, et le caillot ne se forme pas. Quelle que soit la direction et le nombre de ces mâchures, jamais M. Amussat n'a obtenu l'oblitération. Seulement dans quelques cas on a pu remarquer un petit caillot dans de minces artères; encore avaient-elles été comme hachées par un grand nombre de mâchures. En examinant l'intérieur de l'artère quelque temps après, on trouve les petites plaies cicatrisées; à chaque section des membranes internes correspond un enfoncement, et, quand elles sont nombreuses, la surface donne au doigt la sensation d'une râpe.

Jamais du reste le sang ne s'est épanché entre les tuniques, jamais le moindre indice d'anévrisme ne s'est manifesté.

Nous avons vu que la même chose avait été observée après la ligature temporaire, qui produit à peu près l'effet des mâchures, du moins quand on la laisse peu de temps en place, parce que le sang n'a le temps ni de se coaguler ni d'adhérer aux plaies de la celluleuse. Mais il devenait important de savoir ce qui arriverait, si on arrêtait là la colonne sanguine assez de temps pour en procurer la coagulation.

M. Amussat, pour obtenir la formation et l'adhérence du caillot dans toutes les divisions intérieures d'une artère mâchée en divers sens, a donc placé une ligature au-dessous du côté des capillaires. Ses résultats ont été des plus remarquables.

Sur l'artère carotide d'un très gros chien, deux sections des membranes internes sont pratiquées à deux lignes de distance ; ligature deux ou trois lignes au-dessous. L'interruption du sang a permis à la lymphe coagulable de s'accumuler vers les points mâchés. A partir de la ligature se forme un caillot conique comme à l'ordinaire ; mais au niveau de chaque *mâchure* le caillot envoie un embranchement circulaire qui s'agglutine fortement à la petite plaie correspondante de l'artère. Nous avons donc ici trois adhérences solides du caillot, et vers la ligature et dans les points des *mâchures*. C'est donc deux résistances nouvelles qu'il oppose à l'effort du sang. Qu'on multiplie les mâchures, qu'on les fasse en tous sens ou parallèles, le résultat est constant. L'adhérence ne manque jamais de se produire dans toutes les petites plaies. Entre elles, au contraire, où la face interne du vaisseau n'a point éprouvé de solution de continuité, le caillot est complètement libre, et l'on glisse facilement un stylet entre lui et cette paroi interne.

Répétée sur des chiens et des chevaux, cette expérience ne s'est jamais démentie. M. Amussat a varié le nombre des mâchures; il les a disposées obliquement ou même en croix; toujours chaque mâchure a fourni une adhérence de plus et les adhérences ont suivi la direction des mâchures. Mais en dernier résultat il a paru que deux mâchures étaient plus que suffisantes et que la meilleure disposition à leur donner était de les faire perpendiculaires à l'axe du vaisseau, à une ou deux lignes de distance l'une de l'autre.

Un résultat extrêmement avantageux, c'est que ces adhérences du caillot ont lieu même au voisinage le plus prochain des collatérales, et avec la même solidité. Seulement, au-dessus de la mâchure la plus rapprochée de l'artère collatérale, il n'existe aucun rudiment de la pointe du caillot, en sorte qu'il représente un cône exactement tronqué. Si l'on fait attention à ce résultat, si l'on songe que le caillot, dans l'intervalle des mâchures, garde sa forme conoïde et décroît exactement de bas en haut, on sera conduit à penser que la coagulation du sang se fait ici en deux points, au caillot central comme à l'ordinaire, puis à l'endroit des mâchures; et l'oblitération a lieu quand ces deux caillots se rencontrent.

Au bout de 4 jours les adhérences sont très bien organisées; on peut dès lors, sans danger, enlever la ligature et réunir la plaie par une sorte de première intention. La ligature en effet n'est ici qu'un accessoire et la résistance du caillot dépend presque uniquement de ses adhérences circulaires, espèces de diaphragmes fortement unis aux divisions des tuniques internes,

Si la formation d'un anévrisme n'est pas à craindre dans le refoulement, s'il n'est jamais survenu d'inflammation, *à fortiori*, dans le procédé qui nous occupe, les lésion de la tunique celluleuse est nulle. Elle est très résistante, et l'on sait qu'il faut un bien faible effort pour rompre les tuniques internes. M. Amussat a réussi à la rompre sur un animal vivant sans entamer la peau, en appuyant le dos de sa pince sur l'artère crurale, vis-à-vis l'éminence ilio-pectinée.

Ce procédé n'a pas encore été essayé sur l'homme, mais ses résultats sur les animaux sont tellement remarquables, les adhérences du caillot lui assurent tant de solidité, qu'il est permis de lui présager d'éclatans succès. Et si l'expérience confirmait alors ces avantages sans les affaiblir par des inconvéniens jusqu'à présent inaperçus, nous n'hésitons point à déclarer qu'il ferait une véritable révolution dans l'hémostatique chirurgicale, et remplacerait la ligature simple dans tous les cas un peu graves où celle-ci est maintenant appliquée.

§ V. Des procédés appliqués au-dessous de la tumeur, ou méthode de Brasdor.

Dans le cas où l'anévrisme, situé près des cavités viscérales, ne se prête à aucune opération sanglante ni sur la tumeur même, ni au-dessus, et que tous les autres essais ont échoué, il reste encore un moyen d'obtenir l'oblitération de l'artère, savoir la ligature ou la compression au-dessous de la tumeur, connue sous le nom de méthode de Brasdor. Cette méthode, tantôt admise et tantôt proscrite, a été reproduite avec éclat dans ces derniers temps et appuyée de faits et de raisonnemens nouveaux par M. Vilardebo, mais surtout par M. Bérard aîné ; nous n'aurons presque dans cet article qu'à reproduire leurs recherches et leurs idées. Nous ne ferons pas un article séparé pour la ligature proposée par Brasdor, et la compression employée par Vernet. Ces deux moyens, comme tous ceux qu'on pourrait employer à leur place, ont ici une même manière d'agir qui dépend uniquement du lieu où ils sont appliqués.

Pour mettre plus de clarté dans cet examen, nous suivrons la division établie par M. Bérard aîné, et basée, non d'après le vaisseau sur lequel on opère, mais d'après la condition suivante : tantôt entre le sac et la ligature, il n'existe point de branche artérielle ; tantôt, au contraire, une ou plusieurs collatérales prennent naissance dans ce point.

Premier cas. — Nulle branche artérielle ne prend naissance entre la ligature et le sac anévrismal. Toutes les fois que la circulation est arrêtée dans un tronc artériel, soit par une ligature ou par une compression exacte, soit par un travail d'oblitération spontanée, le sang arrive à l'obstacle, y perd son mouvement, s'y coagule et se transforme en un cône fibrineux dont la consistance augmente graduellement. Ce travail s'étend jusqu'à la prochaine collatérale ; et tandis que cette dernière se dilate ainsi que les autres ramifications supérieures pour suppléer au tronc oblitéré par la ligature, celui-ci se resserre chaque jour davantage et finit par ne plus constituer qu'un cordon plein, peu volumineux et de nature fibreuse. Voilà ce qui arrive en général, et dans les ligatures à la suite d'amputations, et dans les ligatures par la méthode d'Anel; *à fortiori*, dans le cas qui nous occupe, le sac anévrismal, placé sur le côté de l'artère, n'en recevant plus de sang, rien ne doit s'opposer à la condensation et l'absorption des caillots.

Il est vrai qu'on cite quelques cas où l'oblitération de l'artère n'a point eu lieu dans une grande étendue au-dessus de la ligature. Warner rapporte qu'un anévrisme survint à la brachiale après l'amputation au-dessus du coude; Roche, en 1813, cite un fait analogue sur l'artère tibiale postérieure. Ces exemples peu nombreux ne sauraient infirmer la généralité des cas où il en est autrement. On trouve dans Hodgson deux faits où des anévrismes oblitérés à leur partie inférieure se sont rompus ou gangrénés. M. Guthrie dit avoir vu l'oblitération de l'artère au-dessous de l'anévrisme ne pas influer sur sa guérison. Dans ces dernières observations, ces deux chirurgiens auraient dû nous indiquer s'il n'existait point quelque branche artérielle entre le sac et l'obstacle survenu au-dessous, ce qui se rattacherait au second cas que nous allons examiner tout à l'heure. Nous en dirons autant de l'observation rapportée par White. Enfin M. Guthrie attribuerait à l'inflammation, déterminée par la ligature, la disparition de quelques tumeurs anévrismales, par la méthode de Brasdor, inflammation qui, selon Guthrie, peut devenir dangereuse en se propageant vers les enveloppes du cœur. Cette

7

objection est vraiment sans valeur. Si cet accident est si redoutable pour une ligature placée au-delà du sac, que ne serait-elle donc pas si on employait la méthode d'Anel? Et d'ailleurs, la crainte de cette inflammation, du reste fort incertaine, doit-elle faire abandonner le seul espoir de sauver le malade?...

Une objection plus sérieuse c'est la crainte que l'interception brusque du cours du sang, n'augmentant l'effort d'impulsion de ce liquide contre les parois de l'artère malade ou du sac lui-même, n'accélérât ainsi son développement et n'en déterminât même la rupture.

Cette crainte est peu fondée ; au lieu de ces phénomènes, dans les cas que nous connaissons, on a vu le volume du sac diminuer, la peau se rider et revenir sur elle-même. En second lieu, cet effort d'impulsion n'est ordinairement qu'instantané, car bientôt la formation du caillot s'oppose aux mouvemens d'extension des parois de l'anévrisme. Il est du reste bien rare que l'intérieur du sac ne soit point tapissé de lames fibrineuses ; cette doublure augmente la force de résistance et doit d'autant s'opposer à la rupture de la tumeur.

Il serait d'ailleurs au pouvoir du chirurgien de prévenir, jusqu'à un certain point, ce terrible accident, en pratiquant avant l'opération des déplétions sanguines plus ou moins répétées, en exerçant sur la tumeur, immédiatement après, une compression légère et méthodique, en la couvrant d'applications froides et astringentes.

Quelles que soient les objections qu'on puisse faire à cette méthode, reclamée dans des circonstances fort graves, mieux vaut y recourir que de laisser le malade aux soins de la nature.

Au reste, dans l'hypothèse où nous raisonnons, il n'existe point de branche artérielle entre la ligature et le sac ; ce cas ne peut guère se rencontrer que sur la carotide primitive et l'iliaque externe. Dans tout autre lieu la méthode d'Anel serait applicable. Nous allons maintenant examiner les faits relatifs à la question que nous avons posée :

1° Wardrop a opéré, en 1825, une femme de soixante-quinze ans, d'un anévrisme à la carotide droite. Guérison complète en peu de temps. *Était-ce un anévrisme* (Velpeau)? Des caillots s'échappèrent par l'abcès qui s'était formé.

2° En 1827, M. J. Lambert, chirurgien à Walworth, pratiqua une opération semblable sur une femme de quarante-neuf ans; en un mois la tumeur est disparue ; dix-sept jours après, ulcération de la carotide vers le point où elle avait été liée. Plusieurs hémorrhagies survinrent jusqu'à la mort de la malade, deux mois après l'opération. L'autopsie montra la partie inférieure de la carotide primitive ainsi que le sac oblitérés et imperméables. L'hémorrhagie avait eu lieu par le bout supérieur de l'artère. Ce n'en est donc pas moins un cas de guérison bien vérifié.

3° En 1827, M. Busch, professeur d'anatomie, fait la ligature de la carotide droite au-dessus d'une tumeur anévrismale d'un volume très considérable, sur une femme de trente-six ans. La tumeur datait de dix-huit mois. Succès complet en peu de temps, et sept mois après il reste à peine quelques vestiges de la maladie.

Dans son ouvrage, M. Guthrie affirme qu'à l'époque où il écrivait, en 1830, la malade vivait encore et se portait bien.

Deux opérations de ligature de la carotide primitive ont encore été pratiquées, l'une par Wardrop, le 10 décembre 1826, la seconde par M. Montgommery, chirurgien de l'hôpital civil de l'Ile Maurice, le 10 mars 1829. On peut voir les détails de ces deux observations dans la thèse de M. Vilardebo, soutenue en 1831 à la Faculté de médecine de Paris. Ni l'une ni l'autre ne sont assez concluantes pour servir à l'histoire de la méthode de Brasdor. Dans la première, en effet, à la mort de la malade, arrivée trois mois après, on ne trouva point de trace de ligature à la carotide qui était restée *partout perméable*. Dans la seconde opération, la mort eut lieu quatre mois après, et l'autopsie, en ne montrant sur a carotide nulle trace du sac anévrismal, laissa dans le doute probable qu'il s'agissait d'un anévrisme de la crosse de l'aorte. Les phénomènes survenus dans le cours de la maladie servaient à corroborer cette opinion. Toutefois ces observations sont loin d'infirmer les avantages du procédé dans le cas désigné ci-dessus.

Sur les quatorze observations publiées, les neuf dont il nous reste encore à parler ne rentrent point dans cette première série. Je ne sache pas qu'on ait encore porté de ligature sur l'iliaque externe, de manière à ne laisser aucune branche artérielle entre elle et la tumeur.

Ainsi, sur cinq opérations pratiquées dans les circonstances où il n'existe point d'artère entre la ligature et le sac anévrismal, deux sont comme non avenues, nous en avons donné les raisons ; les trois autres ont eu un succès qu'on peut dire complet. Il serait difficile de désirer un plus beau résultat. Nous allons passer aux faits de la deuxième série.

Deuxième cas. —Une ou plusieurs branches artérielles prennent naissance entre la ligature et la tumeur anévrismale ou sur des points correspondans à la tumeur. Que doit-il arriver dans ces circonstances bien différentes, comme on voit, de celles exposées à l'instant ?

Des rameaux artériels s'élèvent-ils sur les parois anévrismatiques de la tumeur ? M. le professeur Bérard, dans le numéro de juillet 1830 des Archives générales de Médecine, a très bien démontré comment, par l'ulcération des membranes interne et moyenne d'une artère principale au niveau de la naissance de ces branches artérielles, celles-ci, ne tenant plus au tronc artériel que par la tunique celluleuse, sont transportées plus ou moins loin sur la tumeur elle-même. Il a fait voir que ces artères se remplissent, comme la tumeur sur laquelle elles naissent, de caillots en quantité variable, et deviennent dès lors imperméables. C'est surtout lorsqu'un anévrisme se développe sur la bifurcation d'une grosse artère qu'on remarque l'oblitération spontanée d'une des branches ; tel est le cas d'un anévrisme du tronc brachio-céphalique où Maclachlan trouva la carotide oblitérée à son origine ; tels sont encore les cas où la fémorale a été vue oblitérée au-dessous du point où se détache la profonde, ordinairement dilatée alors (Obs. n°s 1 et 3 de ce paragraphe). Ces idées ont également été émises dans le Dictionnaire de Médecine et Chirurgie pratiques, à l'article *anévrismes des artères extérieures*. Dans ce cas les artères fournies par les parois anévrismales étant oblitérées seraient, dit-on, comme non avenues, et on ajoute que ce cas rentrerait dans la première série s'il était possible de reconnaître cette oblitération. D'ailleurs cette oblitération ne doit pas être constante.

Une ou plusieurs branches artérielles naissent entre la ligature et la tumeur. Le sang, pour arriver à ces branches, obligé de traverser la partie du tronc artériel communiquant avec le sac, y entretient ordinairement des battemens et s'oppose ainsi à la formation salutaire du caillot. Il y a plus, il peut accélérer singulièrement la marche de la maladie. Du moment qu'il conservera un libre passage, il exercera, pour dilater la petite artère, alors supplémentaire, un effort continuel qui, réagissant sur la tumeur, serait au bénéfice de la dilatation.

M. Hodgson cite une observation à l'appui de cette théorie : Un vieillard depuis long-temps était affecté d'un anévrisme inguinal ; l'oblitération spontanée de l'artère crurale au-dessous du sac ne servit qu'à faire marcher la maladie ; la poche anévrismale ulcérée donna lieu à une hémorrhagie très grave pour laquelle on fit la ligature de l'iliaque externe. Le malade mourut quatre jours après. Le sang avait continué de passer dans le sac anévrismal pour se rendre à l'artère crurale profonde naissant près de l'extrémité inférieure de l'anévrisme au-dessus du point de la crurale oblitérée.

Cependant l'existence de ces artères entre le sac et la ligature n'a pas toujours été jugée d'une manière aussi désavantageuse. M. Dupuytren a cherché à démontrer qu'une artère, ainsi placée, pouvait être en quelque sorte un *diverticulum* avantageux pour le sang, et prévenir la distension et même la rupture du sac. Cette assertion est facile à renverser d'après ce que nous avons dit antérieurement. Du reste, écoutons ce praticien dans ses leçons cliniques, tome IV, page 593. «La présence de l'artère épigastrique, en dessus et en dessous de la tumeur, est un obstacle à ce que cette méthode soit appliquée à la cuisse. Il faut donc la lier « elle-même pour assurer la réussite de l'opération.» Et plus loin, à la même page : « Sur cinq observations « de ligature, aucune branche artérielle ne prenant « naissance entre le point lié et le sac anévrismal, trois « ont été suivies d'une guérison complète; que dans le « cas opposé, la plus grande partie des anévrismes, et « notamment ceux de la fosse iliaque et de l'aine, n'ont « point été arrêtés dans leur développement. » C'est donc avouer en pratique ce qu'on cherchait à réfuter en théorie.

Wardrop même, quoique regardant comme plus favorable la disposition où il n'existe pas d'artère entre la ligature et la tumeur, ne croit pas que l'existence de quelques branches soit une contre-indication absolue de l'opération. Il se fonde sur l'assertion de sir Everard Home et M. Charles Bell, *qu'il suffit de diminuer l'impulsion du sang dans un anévrisme pour en obtenir la guérison.* C'est ainsi qu'il s'explique la guérison d'un anévrisme après l'opération suivant la méthode d'Anel, puisqu'on voit les anastomoses ramener parfois momentanément le sang dans la tumeur anévrismale et cependant elle n'en guérit pas moins.

Partant dès lors de la supposition qu'un tronc vasculaire se modifie, qu'il se dilate ou revient sur lui-même, d'après le volume des branches qu'il fournit, selon que ces branches varient en nombre ou en capacité, il va jusqu'à calculer mathématiquement de combien on peut affaiblir le mouvement circulatoire en retranchant tour à tour les diverses branches d'un tronc artériel. Ces changemens arrivent, il est vrai, dans certains cas, après une amputation de cuisse, par exemple, mais alors ils sont lents, gradués, et nécessitent plus de temps qu'il n'en faut pour l'oblitération d'un anévrisme. D'ailleurs comment comparer cette méthode de Wardrop avec celle d'Anel? Ici le sang, pour arriver à la tumeur, n'y parvient qu'après avoir traversé les canaux très étroits des anastomoses, tandis que dans le premier cas l'impulsion du sang, communiquée par le cœur et réfléchie par l'obstacle voisin, réagit directement sur les parois de la tumeur anévrismale. En résumé il y a diminution dans la quantité du fluide sanguin qui va cheminer au-delà de la tumeur; mais la force d'impulsion ne reste-t-elle pas la même? Comme dans la première série, voici brièvement les faits, avec a deuxième disposition anatomique que nous venons d'indiquer. Ils sont assez nombreux pour nous permettre d'essayer un jugement sur ce procédé. De ces faits, les uns se rattachent à la région inguinale, les autres sont des anévrismes du tronc brachio-céphalique ou de la sous-clavière.

1° Sur un homme de soixante ans Deschamps place une ligature au-dessous d'un anévrisme de la naissance de la crurale gauche. La tumeur augmente, les pulsations continuent; quatre jours après, ouverture du sac et ligature au-dessus; mort 8 heures après.

C'est l'issue si malheureuse de cette opération qui avait jeté tout d'abord cette méthode dans un si grand discrédit. Cependant elle était loin d'être concluante. En effet la tumeur anévrismale avait graduellement comprimé le tronc de la crurale, tellement que les branches nées de ce tronc, au-dessus du sac, étaient toutes considérablement dilatées et que la circulation suivait déjà en grande partie la voie des anastomoses. Le tronc de la fémorale, au-dessous de la tumeur, était tellement revenu sur lui-même que ses pulsations ne purent être senties, au point que plusieurs assistans à l'opération avaient douté que le lien eût embrassé le tronc artériel. La ligature ne dut modifier que fort peu la tumeur. Après l'opération la fémorale ne reçut plus de sang, mais les gros vaisseaux, et surtout la profonde, nés immédiatement au-dessus du sac, entretinrent du mouvement et empêchèrent le coagulum de se former.

2° En 1818 A. Cooper lie la terminaison de l'artère iliaque externe, pour un anévrisme qui s'étend jusqu'à l'iliaque primitive. Convalescence apparente; la tumeur est sensiblement diminuée. Le malade est à peine à la campagne pour rétablir sa santé générale que l'anévrisme s'ouvre au dedans du péritoine; mort. La ligature ayant été jetée au-dessous de l'épigastrique et de l'iliaque antérieure, le sang avait continué de traverser le point anévrismatique de l'artère.

3° En 1827 M. White lie la fémorale pour un anévrisme de l'iliaque externe de la grosseur d'un petit melon. L'artère était presque oblitérée dans le point où fut jetée la ligature. Nul changement dans la tumeur; un vaste érysipèle enlève le malade peu de temps après.

« Ce cas, dit M. White (analogue à celui de Des-
« champs), sert à prouver que lorsqu'un gros vaisseau
« comme la profonde est en communication très rap-
« prochée et très immédiate avec l'anévrisme, il y a
« moins de probabilités d'obtenir la coagulation du sang
« que lorsque la branche située au-dessous de la tu-
« meur est à la fois plus éloignée et d'un plus petit ca-
« libre. Le cours trop facile du sang à travers la profonde
« s'oppose trop invinciblement à la stagnation de ce li-
« quide dans le sac anévrismal pour qu'on puisse ten-
« dre à sa solidification. »

4° En 1829. Ligature de la fémorale, par M. James d'Exeter, au-dessous d'un anévrisme de l'artère iliaque externe, sur un homme de quarante-quatre ans. La tumeur diminue d'abord, puis reprend du volume, et trente-trois jours après, ligature de l'aorte. Mort quatre heures après l'opération ; l'épigastrique, l'iliaque antérieure et même la profonde naissaient entre la ligature et la tumeur.

« Voilà donc quatre faits peu favorables à la méthode de Brasdor. Passons aux opérations analogues pratiquées sur d'autres régions de l'économie.

1° En 1827. Anévrisme du tronc innominé sur une malade âgée de quarante-cinq ans, ligature sous la sous-clavière, en dehors des scalènes, par M. Wardrop, l'artère carotide droite ne présentant nul battement. Apparence de guérison au treizième mois. Nouvelle tumeur au bas du cou. Mort deux ans après l'opération. Le sac, retiré dans un sens, s'était dilaté dans un autre. *L'artère carotide fut trouvée perméable.*

Ici l'opération prolongea probablement les jours de la malade. Il est à noter que les accidens ne reprirent un nouveau cours que du moment que la carotide, cessant d'être comprimée par le retrait du sac, put livrer au sang un passage libre et rappeler le mouvement dans la tumeur.

2° En 1830 M. Dupuytren pratique sur un homme de quarante ans la ligature de l'artère axillaire du côté droit, pour un anévrisme de la sous-clavière. Hémorrhagié vers le cinquième jour, mort le huitième. Impossible à l'autopsie de reconnaître le siége de l'hémorrhagie ; la sous-clavière seule est malade dans toute son étendue, sans aucune perforation ; seulement elle avait subi depuis l'opération une diminution notable dans son diamètre en tous sens. Les artères qui naissent de la sous-clavière avaient fait naître des craintes avant l'opération ; l'autopsie montra qu'elles avaient été oblitérées à leur origine par le mécanisme que nous avons exposé au commencement de ce paragraphe.

Ne doit-on pas attribuer la fin malheureuse de ce malade aux lésions profondes dont l'aorte et les poumons ont été le siége? Les saignées nombreuses (dix en huit jours-) n'en ont-elles pas accéléré le terme?

3° M. Evans, en 1828, a lié le tronc de la carotide sur un malade de trente ans. Son malade, après des alternatives de symptômes graves et de rémission, finit par guérir. Des abcès sont survenus ; il a fallu extirper deux tumeurs, etc. Il y a quelques doutes sur la nature de l'affection.

4° 1829. M. Mott lie la carotide. Au bout d'un mois, la tumeur étant complètement disparue, la malade semblait toucher à une guérison parfaite ; au huitième mois, suffocation et mort. La tumeur anévrismale, née sur le tronc brachio-céphalique, était très vaste dans la cavité thoracique; le sang avait continué de circuler pour arriver à la sous-clavière restée libre.

5° Enfin, la malade sur laquelle M. Key pratiqua la ligature de la carotide, en 1830, ne peut en rien servir à l'histoire du procédé qui nous occupe ; la mort ayant eu lieu quelques heures après l'opération, on trouva dans les cavités splanchniques de la poitrine des désordres assez graves pour amener un tel résultat.

§ VI. Résumé.

Ainsi, en résumé, trois grandes méthodes pour obtenir l'oblitération d'une artère anévrismale, selon qu'on agit sur la tumeur même, au-dessus ou bien au-dessous.

Les moyens employés sur la tumeur sont généralement peu efficaces ; quelques-uns, comme la suture de la plaie et le tamponnement, sont dangereux et doivent être rejetés ; enfin l'électro-puncture est jusqu'à présent un projet plutôt qu'un procédé.

Les moyens employés au-dessus de la tumeur sont les plus sûrs et les plus puissans à la fois ; quelques-uns, tentés seulement sur les animaux, offrent trop d'inconvéniens pour être admis dans la pratique ; tels sont le séton, l'acupuncture, le refoulement, les bouchons mécaniques sans ligature ; trois autres, la compression médiate, la ligature, la compression immédiate, presque exclusivement employés jusqu'ici, ne sont exempts ni de dangers, ni d'inconvéniens ; deux autres enfin, non encore essayés sur l'homme, méritent de l'être à cause des avantages qu'ils paraissent avoir; ce sont la torsion, et principalement les mâchures aidées de la ligature.

Enfin la méthode de Brasdor, plus ou moins dangereuse selon la disposition de l'artère, est une ressource qu'il ne faut tenter que quand l'oblitération directe du bout supérieur est impossible et que la compression et la glace sur la tumeur ont échoué.

Quant aux procédés spéciaux à préférer, il n'y a doute en général que pour l'oblitération de l'artère même ; la compression est trop douloureuse et trop peu efficace ; la ligature simple, et, dans quelques cas, la ligature double, avec la section de l'artère dans l'intervalle, sont préférables, sauf ce que l'art peut attendre de la torsion et des mâchures avec ligature qui, si elles réussissent sur l'homme aussi bien que sur les animaux, remplaceront avantageusement tous les autres procédés. Il n'y a qu'un seul cas auquel ces conclusions ne sauraient s'appliquer, c'est le cas d'ossification ou d'altération grave de l'artère ; alors on doit recourir à la compression immédiate principalement par le procédé de Malagò, ou, si l'on veut, au bouchon de cire introduit dans l'artère et uni à la ligature, à l'imitation de MM. Roux et Dupuytren.

Là pourrait se terminer ce travail, mais il perdrait évidemment de son utilité pratique si nous ne parcourions rapidement les procédés applicables à chaque variété d'anévrismes, et les moyens généraux qui, sans concourir directement à l'oblitération de l'artère, favorisent cependant beaucoup l'action des procédés spéciaux et directs.

L'anévrisme spontané admet tous les procédés, suivant l'exigence des cas. Nous ne parlons pas de la méthode ancienne, à peu près universellement rejetée de nos jours; celle qu'on préfère à juste titre est la méthode d'A. Paré, dite d'Anel ou de Hunter. Le principe qui la domine est d'éloigner le plus possible de la tumeur le procédé d'oblitération, soit compression ou ligature, en ménageant cependant les collatérales importantes et en évitant de s'en rapprocher de trop près.

L'anévrisme traumatique offre quelques indications à part. J'ai donné plus haut les raisons qui me font repousser dans l'anévrisme diffus primitif la compression sur la plaie artérielle même; une discussion non moins intéressante s'agite encore entre les chirurgiens actuels sur la question de savoir où, dans l'anévrisme traumatique primitif ou consécutif, il faut placer la ligature.

Lorsque les localités sont favorables, beaucoup de

chirurgiens mettent à nu la lésion artérielle afin de placer une ligature au-dessus et au-dessous à la fois. Guthrie insiste sur la nécessité de cette double ligature, même dans les plaies d'artère profondément situées ; Delpech était d'avis opposé et se contentait d'une ligature posée à quelque distance. C'est aussi la conduite que suit dans beaucoup de cas M. Dupuytren. M. Nichet a publié dans la *Gazette médicale* un excellent mémoire sur cette question, où il conclut en faveur de la méthode d'Anel. D'autres observateurs ont apporté de nouveaux faits, et, d'une discussion approfondie due aux habiles rédacteurs de ce journal, il est résulté que, dans les premiers jours de la lésion artérielle, la ligature simple suffit à moins d'énormes anastomoses. Quand au contraire le sac anévrismal s'est formé, et surtout encore quand plusieurs hémorrhagies ont entretenu la plaie extérieure devenue fistuleuse, cette méthode réussit encore, mais expose davantage à des hémorrhagies consécutives. Voici à cet égard notre opinion. Dans le cas de lésion récente, lorsqu'on ne saura pas quelle est l'artère blessée et quand il y aura trop de difficultés pour trouver le siége de la blessure, on se décidera à placer une seule ligature à quelque distance de la solution de continuité. Un jeune homme de la rue de l'Échelle fut blessé par une balle aux journées de juillet ; le projectile avait traversé la partie supérieure de la jambe où des pulsations se faisaient sentir ; des hémorrhagies très fréquentes avaient lieu ; je liai l'artère crurale au-dessus de l'anneau du troisième adducteur. Le docteur Sellier et M. Barthe, interne distingué des hôpitaux, étaient présens. L'hémorrhagie ne revint pas ; le malade a été parfaitement guéri ; je l'opérai quatre jours après la blessure.

Lorsqu'au contraire l'artère est superficielle, je préfère découvrir la plaie et placer deux ligatures.

— J'agirais de même pour une plaie ancienne d'artère, communiquant à l'extérieur par un trajet devenu fistuleux, ou encore dans le cas où un sac anévrismal artificiel se serait ouvert à l'extérieur et donnerait lieu à des hémorhagies. Mais quand le sac demeure entier, je pense que le mouvement du sang, qui s'y continuerait par les anastomoses, est trop peu considérable pour empêcher son oblitération par les caillots, et je préfère dans ces cas la méthode d'Anel.

Du reste, lorsqu'on se décide pour cette méthode, l'anatomie pathologique ayant démontré qu'ordinairement, dans l'anévrisme faux consécutif, l'artère est saine au-dessus de l'ouverture qui pénètre dans sa capacité, il faut mettre la ligature près de la tumeur, afin de ménager le plus possible d'artères collatérales et surtout n'en pas laisser entre elles et la tumeur.

Pour l'anévrisme variqueux, la compression sur la tumeur est applicable quand il est récent et peu volumineux ; dans les circonstances opposées, la méthode d'Anel n'a guère produit que des résultats désavantageux, et je préfère l'ouverture du sac et la double ligature. Dans les cas signalés par les anatomistes, où il y a un sac intermédiaire entre la dilatation de la veine et la lésion de l'artère, peut-être serait-il sage d'ouvrir la poche anévrismale sans intéresser la veine ; ce procédé offrirait moins de chance pour le développement de la phlébite, qui quelquefois complique l'opération.

Quel que soit le procédé suivi, le premier effet de l'application des ligatures est la cessation du pouls dans la partie inférieure du membre où le malade se plaint presque toujours d'éprouver une espèce d'engourdissement et de froid; quand la circulation se rétablit, un peu de chaleur se développe et les artères superficielles, situées au-dessous de la plaie, font sentir de légères pulsations. On donne le précepte de lever le premier appareil le quatrième ou cinquième jour; nous le levons le lendemain de l'opération, hors les cas dans lesquels nous craignons l'hémorrhagie. Les ligatures tombent au temps qui a été indiqué, et la plaie extérieure n'a plus d'obstacles pour arriver à une entière cicatrisation.

Nous n'avons rien dit de la méthode de Valsalva, et en effet il est difficile de comprendre comment des soustractions réitérées de sang seraient capables de déterminer la formation de caillots et la disparition du sac anévrismal. Mais pour aider au succès des autres procédés, il peut être utile de tirer du sang au malade, d'appliquer des styptiques ou des réfrigérans, afin de modérer les impulsions du cœur et l'irritation que les moyens employés amènent toujours plus ou moins, soit dans le vaisseau, soit dans la tumeur. Et même il ne faudrait pas que ces émissions sanguines fussent trop réitérées; car, outre qu'elles ont pour effet de diminuer la partie fibrineuse du sang, on sait que souvent elles déterminent l'accélération du pouls, chose contraire au but qu'on se propose. En un mot, un traitement médical raisonné est ici indispensable, et le repos complet physique et moral est surtout d'une haute importance pour le succès de l'opération. Tout récemment on a proposé à Montpellier le tartre stibié à hautes doses pour diminuer la force et la fréquence des impulsions du cœur et des pulsations artérielles ; on sait en effet que ce médicament passe pour un contre-stimulant puissant en Italie, de même qu'en Angleterre les purgatifs sont réputés antiphlogistiques. Ne rien rejeter *à priori*, mais ne rien admettre de nouveau qu'avec réserve et prudence, c'est la philosophie de la Thérapeutique.

Je me borne à ces indications générales, ce n'est pas ici le lieu de les développer.

APPENDICE.

Il est peu de sujets en chirurgie qui aient été plus étudiés que les anévrismes. Peut-être cependant trouvera-t-on dans cet opuscule, malgré la rapidité obligée de sa composition, quelques idées non encore aperçues, et plus de précision ajoutée aux idées déjà connues. Nous n'avons eu besoin pour cela que d'amasser un nombre de faits plus considérable qu'aucun auteur ne peut se flatter d'en avoir consultés; les conséquences en ont découlé d'elles-mêmes. Nous reproduisons ici le tableau analytique de cette masse d'observations, avec les sources où nous les avons puisées. Ce sera une véritable démonstration clinique de tout ce que nousavons avancé, et en même temps une indication utile aux jeunes chirurgiens sur la manière dont ils doivent comprendre et étudier la science. Des faits avant tout; toute conclusion qui ne repose point sur des faits pèche par la base et ne rencontre la vérité que par hasard. Nous n'avons pas d'ailleurs la prétention d'avoir offert un recueil complet des observations qui existent dans la science; mais c'est un premier travail, auquel il ne s'agira plus que d'ajouter.

SECTION I.
MÉTHODE DE VALSALVA.

OUVRAGE.	CHIRURGIEN.	NOMS DU MALADE.	AGE.	MALADIE.	PROCÉDÉ OPÉRATOIRE.	HEMORRHAGIES.	ACCIDENS.	DATE DE LA CHUTE des ligatures.	ISSUE.
Revue médicale, t. IV, 103, 1828.	Dupuytren.			Anév. de l'art. carotide g.	Méthode de Valsalva.				Guérison.
Louis Petit, mémoire de l'Acad. des sciences, ann. 1765.				Anév. de l'art. carotide.	Méthode de Valsalva.				Guérison.
Pelletan, clin. chir., t. I, p. 77.	Pelletan.	Robert Nicolas.	51	Anév. spont. de l'art. s.-clav.	Saignées, diète, limonade végét.				Gué. en 3 m.
Archives, 1831. Cloq., t. VI, p. 511.		Laroche.	50	Anév. sous-clavière droite.	Méth. de Valsalva.				Gué. 1 an ap. son appar.
Revue méd., t. III, 1827, p. 349.	Lisfr., av. Larrey et Richer.	Dame.		4 anév. au même bras.	Méth. de Valsalva.				Insuc. (comp. réussit.)

SECTION II.
RÉFRIGÉRANS ET STYPTIQUES.

OUVRAGE.	CHIRURGIEN.	NOMS DU MALADE.	AGE.	MALADIE.	PROCÉDÉ OPÉRATOIRE.	HEMORRHAGIES.	ACCIDENS.	DATE DE LA CHUTE des ligatures.	ISSUE.
Mél. de chir. étrang.	Travers.	Stroffel Franç.	34	Anév. paranastom. ds. l'orbite	Réfrigérans.				Insuccès.
J. hebd., t. IX, p. 226.	Moulinié.	Jeune homme.	19	Anév. de l'artère humérale.	Réfrigérans.	Rupt., hémorr.			Insu. (on lie).
Archives, t. XV, 378.	Breschet.	Fontaine. H.	32	Anév. de l'art. humérale (suite de la saignée).	...ringens.				Insuc. (lig.).
Lond. med. gazette, t. IX, p. 28.	J. P. Albert de Bremen.	Un matelot, Bolck.	36	Anév. de l'artère crurale.	Comp. intermitt. (sans indicat.)				(Cessat. des pulsations.)
Boyer Ch., t. II, 319.	Boyer.	Gobel Simon.	40	An. vrai de l'art. crur., tum.	Réfrigérans et styptiques.				Insucc. (lig.)
Hodgson, t. Ier, p. 213.	Ribes.	Lefébvre.	48	Anév. de l'art. poplit. à la suite d'une chute.	...ce pendant 6 mois.				Insucc. (lig.)
Journ. hebdom t. XI, p. 226.	id.	Jeune fille.	16	Anévrisme tibiale antér. l'art.	...ce pendant plusieurs mois.	Rupture, hém.			Succès. Insuc. (lig.) puis amp. et mort.

SECTION III.

RÉFRIGÉRANS.

OUVRAGE.	CHIRURGIEN.	NOMS DU MALADE.	AGE.	MALADIE.	PROCÉDÉ OPÉRATOIRE.	HÉMORRHAGIES.	ACCIDENS.	DATE DE LA CHUTE des ligatures.	ISSUE.
Larrey, Clinique.	Larrey.	Berthier.	37	Anév. variq. de l'art. carot[ide].	Valsalva et réfrigérans.				Suc., le sang cont. à pas. sans accid.
Idem.	Id.	Ladrancourt.	42	Anév. var. de l'art. carotide.	Valsalva et réfrigérans.				Suc. Le sang cont. à pas.
Idem.	Id.	Cadrieux.	32	Anév. variq. de l'art. sous-clavière (coup de sabre).	[gla]ce, boissons sédatives, 4 saignées de bras, diète.				Suc., guéri.
Archives.	Bologna.	Socato.	86	Anév. de l'art. hum. (sai...	saignées, réfrigérans.				Insuccès.
Larrey, Cliniq. p. 186.	Larrey.	Fleury Jacques.	26	Anév. variq. de l'art. iliaq. e...	saignées, glace.				Gué., obl. Il reste un peu d'eng. on ap. 8 moxas.
Id., p. 166.	Sabatier.	Pierre L.	46	Anév. de l'art. poplitée.	saignées, boissons acides, glace.		Mem. d'ab. fr., amégri.		Gué. compl. en 4 mois.

SECTION IV.

§ I. COMPRESSION ENTRE ... LA LÉSION ET LE CŒUR.

OUVRAGE.	CHIRURGIEN.	NOMS DU MALADE.	AGE.	MALADIE.	PROCÉDÉ OPÉRATOIRE.	HÉMORRHAGIES.	ACCIDENS.	DATE DE LA CHUTE des ligatures.	ISSUE.
Mél. de chir. étrang., t. III, p. 471.	Collier.	W. Ball.	20	Blessure à l'angle de la mâch[oire]	Compression sur la carotide.				Insuc. (lig.)
Mél. de chir. étr.	Benj. Travers.	Stroffel Françe.	34	Anév. par anas. dans l'orbite	Compression.				Insuc. (lig.)
Pelletan, t. II, p. 59.	Pelletan.	Micard Cather.	18	Anév. variq. de l'art. temp[orale]	Comp. entre la tum. et le cœur.	Plus. hémorrh.			Insuc. (lig.)
Boyer, t. II, p. 269.	Guattani.	Homme.	45	Anév. de l'arcade pulmaire	Compression.	Une hémorrh.			Gué. en 26 j.
Journ. de Corvisart.	Clément.	Reynaud Mart.	26	Anév. faux conséc. de l'art...	Compression sur l'art. crurale.		Prod. une ulcé.		Insuccès.
Mél. de chir. étrang.	Dubois.			Anév. de l'art. fémorale.	Compression pend. 24 heures.				Guérison.
American journ. n. 9, 1829, p. 221.	Lyford.	Un cultivateur.	43	Anév. spont. de l'art. fémor[ale]	Compres. avec un mouch. ; le nœud sur la tumeur, puis application du tourniquet.				Guérison.
Boyer, t. II, p. 224.	Boyer.	Michaud.	44	An. spont. de l'art. popl.	Compression av. la machine de Hunter.				Guérison.
Boyer, t. II, p. 325.	Boyer.	Lavigne Jeann.	45	Anév. de l'art. poplitée.	Machine compressive de Hunt.				Insuc. (lig.)
Boyer, t. 2, p. 308.	Boyer.	Un épicier.		Anév. vrai de l'art. poplité	Compression de l'art. fémorale à l'aide d'un tourniquet.				Guérison.
Répert. d'anat. et phys.	Ehrmann.	Kieffer.	45	Anév. poplité droit.	Id., puis tourniq. de Dupuyt.				Insuccès, lig.
Boyer, 341.	Boyer.	Paternot.	49	Anévrisme poplité.	Compression avec le tourniquet de Hunter.				Insuccès, lig.
Mél. de chir. étr.	Guthrie.	Vigalerie, Hen.		Lésion traumat. de l'art. ...nière.	Compression de l'art. fémorale.				Insuccès, lig.

§ 2. COMPRESSION SUR LA LÉSION.

OUVRAGE.	CHIRURGIEN.	NOMS DU MALADE.	AGE.	MALADIE.	PROCÉDÉ OPÉRATOIRE.	HÉMORRHAGIES.	ACCIDENS.	DATE DE LA CHUTE des ligatures.	ISSUE.
Gazette méd., 1833, p. 321.		Enfant scrofuleux.	10	Anévrisme par anastomose l'art. temp.	Excision de la tumeur, compression de la plaie.				Guérison en une quinzaine de jours.
Ancien journ. de méd., t. 8, p. 352.	Deslandes fils.	Femme.	58	Anév. traum. de l'art. humér. dr. (saignée).	Compression méthod. circulaire, puis sur 2 points opposés.		Douleur vive, gonflement.		Ins. de la compr. La tumeur guérit spontaném. plus tard.
Journ. de méd., t. 34, p. 366.	Lecat.	Meteyer, J.-L.		Anév. traum. primit. de l'art. cubitale.	Compression sur la plaie.	Hémorr. à la levée des deux premiers appareils, les 8e et 5e jours.			Insuccès, on lie.
Mém. sur les anév., par Dupuytren.	Dupuytren.	Dagomet.	30	Déchirure par un fragment la tibiale antér.	Incision à l'endroit d'où le sang coule, tamponnement.	Hémorrhagie.			Insuccès, amputation mort.
Gazette méd., 1833, p. 649.	Mirault, d'Ang.			Anév. traum. primit. de la part. inf. de l'art. tibiale.	Compression sur la plaie.	Hémorrhagie.			Insuccès.

§ 3. COMPRESSION SUR TOUT LE MEMBRE.

OUVRAGE.	CHIRURGIEN.	NOMS DU MALADE.	AGE.	MALADIE.	PROCÉDÉ OPÉRATOIRE.	HÉMORRHAGIES.	ACCIDENS.	DATE DE LA CHUTE des ligatures.	ISSUE.
L. Med. gaz., t. 10, p. 456.	Cambell.	John Miley.	27	Anév. de l'art. humér. (saignée).	Linge mouillé et compression sur le membre.				Guérison en 40 jours.
L. Med. gaz., t. 10, p. 456.				Anév. de l'art. humér. (saignée).	Linge mouillé sur la tumeur, bandage comp. sur le membre.				Guérison 30e jour.
Boyer, t. 2, p. 337.	Boyer.	Lafosse, Et.	25	Anév. faux conséc. de l'art. humérale (saignée).	Compression avec l'app. de Thedeen.		Vives douleurs, ne peut être supportée.		Insuccès, lig...
Revue médicale.	Lisfranc.	Une dame.		Quatre anévrismes sur le bras.	Compression par un gant lacé.				Succès. Les anévr. sont arrêtés dans leur marche.
Journ. de méd., t. XVII, p. 262.	Delacombe.	Un soldat.	55	Anévr. spont. de l'art. fémor.	Compression avec le bandage de Foubert.		Douleur et rupture.		Mort.

§ 4. — COMPRESSION SANS

INDICATION DE LIEU.

OUVRAGE.	CHIRURGIEN.	NOMS DU MALADE	AGE.	MALADIE.	PROCÉDÉ OPÉRATOIRE.	HEMORRHAGIES.	ACCIDENS.	DATE DE LA CHUTE des ligatures.	ISSUE.
	Gonnet.	Un homme.	51	Lésion de l'art. carotide à l'ouverture d'un abcès.	Compression sans effet.				Insucc. (lig.)
Rev. méd., t. IV, 1828.	Dupuytren.			Anévr. de l'art. carotide.	Compression qui ne peut être supportée.				Insucc. (lig.)
Répert. d'anat. et de phy., t. VI, p. 232.	Dupuytren.	Et. Dumand.	25	Dilatation anévrismatique de l'art. de l'oreille et la tempe	Compression sur la tumeur.				Insucc. (lig.)
Revue médicale.	Lisfranc.	Jeune chir. allemand.		Anévr. faux conséc. de l'art. humérale.	Compression.				Succ. arrêté dans son développ.
Journ. de Corvisart.	Boyer.	Guillon.	45	Anévr. faux consécutif de l'art. crurale.	Compression. — Guérison au bout d'un mois.				Récid. (lig.)
Journ. de méd. et de chir., ann. 1821.	Desault.	Lemaitre.		Blessure de l'art crurale.	Compression avec une palette de bois.				Guérison.
Pelletan, t. I.	Sabatier.	Un homme.		Anévr. de l'art. fémorale.	Compression.				Guérison.
Pelletan, t. I, p. 434.	Pelletan.	Labussière.	20	Anévr. spont. de l'art. poplité	Compression qui ne peut être supportée.				Insucc. (lig.)
Scarpa, Anévr.	Scarpa.	Fiorrini J.	42	Anévr. spont. de l'art. poplité	Compression qui ne peut être supportée.				Insucc. (lig.)
Pelletan, t. I, p. 115.	Eschard.	Léonard.		Anévr. de l'artère poplitée.	Compression.				Guérison.
Ouv. de Home.	Hunter.	Un cocher.	36	Anévr. de l'artère poplitée.	Compression, la douleur y fait renoncer.				Insucc. (lig.)
Larrey, Clinique.	Larrey.	Fériol François.	39	An. faux conséc. de l'art poplité	Compression et régime.		Augmentat. de la tumeur.		Insucc. (lig.)
Clin. chir. Dupuytren.	Dupuytren.	Gombault.		Anévr. traumatique diffus de la jambe.	Compression pendant 13 jours.				Insucc. (lig.)
Nouv. biblioth. méd.	Dupuytren.	L.....	25	Anévr. faux primitif de l'art. péronière.	Compression, long-temps inefficace, réussit enfin.				Succès.
	Scarpa.	Une jeune fille.	5	Anévr. par anast.; suite de coup.	Compression.		Douleurs viv. et continuelles.		Insucc. (lig.)
Anc. journ. de Méd.	Moreau.	Un Poitevin.		Anévr. faux consécutif de l'art. humérale.	Incision, extract. des caillots, tamponnem. avec amadou et bourdonnets.				Guérison.
Anc. journ. de Méd. t. II, p. 210.	Verdelhan.	Un homme.		Anévr. faux consécutif de l'art. humérale.	Incis., tamponnement.				Guéris. 1 m.
Boyer, t. II, p. 270.	Guattani.	Félix Monel.	55	Anévrisme de l'art. crurale.	Compression de l'art. mise à nu sur le pubis.				Succès, oblit

SECTION V.
COMPRESSION ET TOPIQUES.

OUVRAGE.	CHIRURGIENS.	NOMS DU MALADE.	AGE.	MALADIE.	PROCÉDÉ OPÉRATOIRE.	HÉMORRHAGIES.	ACCIDENS.	DATE DE LA CHUTE des ligatures.	ISSUE.
Journ. de méd., t. XL.	Bourienne.	Vive-l'Amour, soldat.		Anévrisme traumatique (faux primitif) de l'art. cubitale	[...]pr. sur l'art. humér.; styp[...], saign., lég. compression [su]r la tumeur.		Doul. vive pendant un jour.		Guér. 3 sem.
Archiv. de méd., t. XIV, p. 139.	Dupuytren.	Berger.	48	Anévr. de l'art. crurale gau[che] (effort).	[...]e et compression.				Insucc. (lig.)
Journ. Sedillot, t. V, page 125.	Lacoste.	Cauzat.	32	Anévr. spont. de l'art. crural[e]	[...]ées, compression, réfri[gérans] et régime.		Les topiques ne peuvent être supportés.		Insucc. (lig.)
Boyer, Chirurg.	Boyer.	C.-A. Chouet.	33	1° Anévr. de l'art. popl. gau[che]; 2° Anév. de l'art. crurale même côté.	[...]t. de la cuisse, glace sur [...]névr., compress. sur l'art. [...]re la tumeur et le cœur.				Guérison incomplète.
Scarpa, Anévrism., p. 438.	Scarpa.	Comello (Carl.).	46	Anév. de l'art. poplitée (suite d'efforts)	[...]ées, astringens, compress.				Insucc. (lig.)

SECTION VI.

§ 1er. LIGATURE A LA MÉTHODE ANCIENNE.

OUVRAGE.	CHIRURGIEN.	NOMS DU MALADE.	AGE.	MALADIE.	PROCÉDÉ OPÉRATOIRE.	HEMORRHAGIES.	ACCIDENS.	DATE DE LA CHUTE des ligatures.	ISSUE.
Pelletan, Clinique, t. II, p. 4.	Pelletan.	Un homme.	54	Anév. par rupture spontan. l'art. humérale.	Incision, extraction des caillots, lig. au-dessus et au-dessous.	Le 10e jour, arr. par une nouvelle ligat.			Mort, 14 j.
Scarpa, Anévr. p. 460.	Scarpa.	Cremaschi (M.).	13	Art. humérale corrodée par gang. du coude ; hémorr.	Ligat. instantanée au-dessus et au-dessous.			Le 9e j., chûte de la lig. sup. Le 11e de la l. inférieure.	Guéris. 1 m.
Boyer, t. II, p. 337.	Boyer.	Lafosse.	28	Anévr. faux conséc. de l'art. humérale.	Incision, double ligat. au-dessus et au-dessous.			Une des lig. inf. le 3e j., les autres du 11e au 15e.	Guéris. 40 j.
Nouv. biblioth. méd., t. III, p. 208.	Buret.	Mad. F.***		Anév. faux de l'art. humér. (suite de saignée).	Incision, extract. des caillots, lig. au-dessus et au-dessous.				Guéris. 14 j.
Scarpa, Anév. p. 453.	Scarpa.	Lucotti (Jos.).	30	Anév. faux primit. circonscrit de l'art. hum. (suite des)	Incision, extract. des caillots, ligt. au-dessus et au-dessous sur un rouleau ; charp. moll.			Lig. inf. le 11e j., lig. sup. le 13e jour.	Guéris. 24 j.
Archives, t. XV, p. 378.	Breschet.	Fontaine (Et.).	32	Anév. faux primit. de l'art. humér. (saignée).	Méthode ancienne.				Guérison.
Scarpa, Anévr. p. 456.	Scarpa.	Gherlachi (Marguerite).	40	Anév. traum. diffus de l'art. humérale.	Incis. de la tumeur ; l'art. lésée ne peut être distinguée ; incision prolong., lig. au-dessus sur un rouleau de toile.		Gangrène de la peau, suite de l'étrangl.	Le 12e jour.	Guéris. 5 m.
Boyer, t. 2, p. 333.	Boyer.	Bruner (Nicol.).	56	Anév. vrai de l'art. radiale.	Double ligat. au-dessus et au-dessous, plus deux lig. d'att.			Le 9e j. lig. sup. le 10e lig. inf.	Guéris. 32 j.
Archives, t. XII, p. 619. — 1826.	Roux.	Un homme.		Anévrisme de l'art. crurale.	Ouverture du sac ; ligatures.			Du 11 au 15e j.	Succès. Guéris. 2 m.
Boyer, t. 21, p. 319.	Boyer.	Gobert (Simon).	40	Anévr. vrai de l'art. cru. (tum. volum.).	Ouverture du sac ; double ligat. au-dessus et au-dessous.			L'inf. le 21e j. la supér. le 27e.	Guéris. 84 j.
Archives, t. XIV, pag. 452.	Lisfranc.			Anév. traumat. de l'art. cru.	Plates au-dessus et au-dessous.				Guéris. 15 j.
Pelletan, Clin. chir.	Desault.	Un malade.		Anév. faux prim. de l'art.	Ligat. au-dessus et au-dessous.		Aucun accid.	Le 15e jour.	Mort par une aut. cause.
Boyer, Chir. p. 339, t. II.	Boyer.	Guillon.	45	Anév. volum. faux conséc. l'art. fémorale.	Incision du sac, ligat. au-dessus et au-dessous.				Guéris. 63 j.
Journal de Corvisart, t. XVIII, pag. 18.	D. Hosack, à New-York.	Spencer (Jon.).	30	Anév. de l'art. fém. droite.	Incision, ligature au-dessus et au-dessous, section de l'art. entre les ligatures.				Guéris. 40 j.
Scarpa, Anévrismes, p. 450.	Scarpa.	Trespi, Louis.		Anévrisme faux conséc. l'art. fémorale.	Incision du sac, extraction des caillots, ligature au-dessus et au-dessous.	Hém. le 11e jour.		Le 20e et le 28e jour.	Guérison le 52e jour.
Pelletan, Clin. t. 1, p. 123.	Pelletan.	Dubois, Jacq.	36	Anév. vrai de l'art. poplité.	Incision du sac, extraction des caillots, ligature au-dessus et au-dessous.				Guérison ap. 3 mois.
Pelletan, Clin. t. 1, p. 403.	Pelletan.	Gourdin, Nic.	64	Anév. vrai de l'art. poplité.	Ligature au creux du jarret.	Hém. le 4e jour, nouv. lig.	Gangr. super. du membre.		Mort le 7e j.

OUVRAGE.	CHIRURGIEN.	NOMS DU MALADE.	AGE.	MALADIE.	PROCÉDÉ OPÉRATOIRE.	HEMORRHAGIES.	ACCIDENS.	DATE DE LA CHUTE des ligatures.	ISSUE.
Boyer, t. 2, p. 313.	Boyer.	J. Lagardeux.	29	Anév. vrai de l'art. poplitée	Deux ligatures doubles au-dessus et une double au-dessous.	Les 4e et 6e j., hém., on serre un ligat. d'attente.	Escarres gangr. au pied.	Le 11e j. lig. inf.; le 12e j. une autre, les dernières le 18e.	Guérison ap. 12 mois.
Boyer, Ch., t. 2. p. 344.	Boyer.	Paterno, Sylv.	49	Anév. vrai de l'art. poplitée	Ouverture du sac que l'on vide, double ligature au-dessus et au-dessous.				Mort le 8e j.
Pelletan, Clin., t. 1, p. 137.	Keisler.	Flamer, soldat.		Anév. vrai de l'art. poplitée	Incision, extraction des caillots, une seule ligature au-dessus.		Tuméf. de la jambe, le lendem., doul. Le 3e j. ess. gang. au tars. le 16e.	Le 14e jour.	Guérison le 4e mois.
Journal de Corvisart, t. 24, p. 91.	Labrousse.	Offic. de la mar.	32	Anév. spontané de l'art. poplitée	Ouverture du sac, ligature au-dessus et au-dessus.		Aucun accident jusq. 9e j.		Suicide.
Pelletan, Clin. chir., t. 1, p. 130.	Pelletan.	Un domestique.	30	Anév. de l'art. poplitée (s. d'efforts).	Incision, extraction des caillots, ligature au-dessus et au-dessous.		Sphacèle du membre.		Mort le 6e j.
Pelletan, Clin., t. 1, p. 117.	Pelletan.	Sanguin, Jacq.	52	Anév. de l'art. poplitée (s. d'efforts).	Incision, extraction des caillots, ligatures au-dessus et au-dessous.	Hém. d'une art. sous-cut. le 20e jour.	Déch. de la cic. par les mouv.	Lig. inf. le 19e j.; la sup. est retirée le 20e.	Guérison ap. 3 mois.
Pelletan, t. 1, p. 134.	Pelletan.	Labussière.	21	Anév. de l'art. poplitée (s. de saut).	Incision, extraction des caillots, deux ligatures, deux fils d'attente.	Hém. ap. le 8e j. arrêtée par le fil d'att. sup.			Guérison en 3 mois.
Journal de Corvisart, t. 2, p. 240.	Boyer.	Finot, Joseph.		Anév. vrai de l'art. poplitée (s. d'une pression violente).	Incision, extraction des caillots, quatre ligatures en haut, deux en bas.	Légère hém. le 15e j. arrêtée par la comp.	Doul. viol le 1er j. de l'op.	Lig. inf. le 12e, les aut. le 28e	Guérison le 84e j.
Pelletan, Clin. chir., t. 1, p. 240.	Keisler.	Un forgeron.	36	Anév. de l'art. poplitée.	opérat, dans le creux du jarret.				Guérison.
Pell. tom. 1, p. 141.	Keisler.	Pistuli Christ.		Anév. de l'art. poplitée.	Incis. de la tum., lig. au-dessus.				Mort le 18e j.
Pelletan. Cl., t. 1, p. 140.	Keisler.	Giandellin Ba.		Anév. de l'art. poplitée.	Incis. de la tum., une seule lig. au-dessus.				Guérison appar. mort.
Pelletan, clin. t. 1, p. 142.	Falconnettus.	Un homme.	40	Anév. de l'art. poplitée.	Deux ligatures.		Convu. sphacèle du mem. inf.		Mort le lend. de l'op.
Boyer, chirurgie, t. 11, p. 338.	Boyer.	Jeanne Lavigue.	45	Anév. faux de l'art. poplitée	Ligat. au-dessus et au-dessous, incis., extraction du caillot.				Gué. 4 m. ap. l'op.
Mél. de chir. étr.	Guthrie.	Vigalerie H.		Balle dans la partie supér. de mollet, hém.	Deux lig. l'une au-dessus, l'autre au-dessous.		Petit abcès au côté inf. de la jambe.	Du 8e au 10e.	Gué. après 3 mois.

§ 2. MÉTHODE D'ANEL.

OUVRAGE.	CHIRURGIEN.	NOMS DU MALADE.	AGE.	MALADIE.	PROCÉDÉ OPÉRATOIRE.	HÉMORRHAGIES.	ACCIDENS.	DATE DE LA CHUTE des ligatures.	ISSUE.
Revue méd., t. ix, p. 324, année 1822.	Valentin Mott.	Butman Michel.	57	Anévrisme de l'artère carotide primitive à son origine.	ligature du tronc brachio-céphalique.	Hémorrhagie le 23e jour, 2e hém. le 24e.		Chûte de la lig. sans accident.	Mort le 24e j.
Américal journ. 1833, n. 22, p. 509.	W. Bland.	John Muller.	31	Anévrisme spont. de l'art. sous-clav. droite.	ligature du tronc innominé.	Hémorrhagie le 17e jour; 2e hémor. le 18e.			Mort le 18e j.
Baltimore Med. journ., n. 1, p. 123.	Wilmot Hall.	Jones Lot, cult.	52	Anévrisme spont. de l'art. sous-clavière droite.	ligature de l'art. innominée.		Le 5e jour, dyspnée, dysphagie, issue de sang noir.		Mort.
Transact, médico-ch., t. iii, p. 224.	Astley Cooper.	Humphrey.	50	Anévrisme de l'art. carot. commune gauche, vol. d'un œuf de poule.	ligat. plus près du cœur; section de l'artère entre elles.			22e j., lig. sup. 23e j. lig. inf.	Guéris. 2 m.
Mél. de chir. étrang., t. iii, p. 267.	Astley Cooper.	Edward Marie.	44	Anévrisme de la carotide droite, vol. d'une orange.	ligat. placées au-dessous, demi-pouce de distance.	Hém. veineuse, légère le 6e j.	Nouvel accr. vers le 20e j.	Le 12e jour.	Insuccès. — Mort.
Med. chir. trans., t. xi, p. 277.	H. Coates.	Thomas Turner.	41	Anévris. spont. de l'art. carotide.	ligature de l'artère carotide.	Le 36 j., hém. par l'ouv. de la tum. suivie de 8 autres hém.			Mort 72 j. après l'op.
Revue méd., t. x, page 447, année 1823.	Avendt.			Anévr. de l'art. carot. droite.	ligature de l'artère plus près du cœur; deux ligat. séparées d'un demi-pouce.	Sept semaines après l'opér. l'hém. se renouvelle 7 j. de suite.		Le 19e jour...	Guérison.
Med. chir. trans., t. ii, p. 97.	Lyford.	Rich. Kinchew.	36	Anévrisme spont. de l'art. carotide gauche.	ligature.	21 janv. 1819, légère hémor. 80 j. ap. l'acc.		Le 26e jour..	Guérison.
Jour. de méd. et de ch., t. i, p. 98, 1818.	Wright-Post.			Anévr. de l'art. carot. droite.	deux ligat. plus près du cœur, section entre elles.				Guérison.
Medical gazette, t. viii, p. 71.	Jon.	Jon Petrie.	28	Anévr. spont de l'art. carotide, tumeur pulsative à la partie droite et supér. du col.	ligature de la carotide (ligat.).	Abcès à l'amyg. droite d'où plus. hémorr. dont une très abondante.		Le 13e jour.	Guérison.
Revue méd., p. 469.	Molina.	Une femme.	29	Anévrisme de la carotide, vol. d'un œuf.	ligature unique plus près du cœur sur un cylindre de toile.				Guéris. 2 m.
Chir. de Boyer, t. 2, p. 209.	Cline.	Un homme.	44	Anévrisme de la carotide.	ligat. de la carotide plus près du cœur.				Mort 4 jours après l'op.
Trans. med., octobre 1833, p. 360.	Garrey.	Hom. Hancock.	24	Blessure de la carotide droite.	ligature de la carotide.				Guérison.

OUVRAGE.	CHIRURGIEN.	NOMS DU MALADE.	AGE.	MALADIE.	PROCÉDÉ OPÉRATOIRE.	HEMORRHAGIES.	ACCIDENS.	DATE DE LA CHUTE des ligatures.	ISSUE.
Medic. gaz., t. x, p. 34.	Dehane.	Louisa Newell.	10	Anévr. faux consécut. de l'... carotide.	...ature plus près du cœur.			Le 11e jour.	Guérison ap... 26 jours.
	Gonnet.	Un homme.	31	Blessure artérielle en ouvr... un abcès au col.	...t. de l'art. carot. primit. gauche.				Guéris. 3 m...
Med. quater. Review, janv. 1834, p. 412.		Un homme.	30	Anévr. traumat. de l'art. ca... externe (Coup de canif).	...t. de l'art. carotide com.	Le 8e jour, violente hémorr. nouv. ligat. plus bas.			Mort 6 j. ap... la 2e opér.
Med. quater. Review. janv. 1834, p. 411.	Mayo.	James Blachett.	8 m.	Tumeur vasculaire; anér. anast. sur le côté gauche... la face.	...t. de l'art. carotide comm.			Le 8e jour.	En voie de guérison.
Amer. jour. nov. 1833.	L. Rogers.	Enfant.	8 m.	Anévrisme par anastomose... l'artère maxillaire externe	...t. de l'art. carotide comm.				Guérison.
S. Med. g., t. ix, p. 931.	Scott.	Ch. Smith.	45	Pour ablation de maxillaire.	...t. de la carotide commune.				Mort 42 heures après l'opération.
Lond. Med. gaz., t. ix, p. 374.	Tarle.	Mary Cave, femme.	45	Pour une ablation de maxill...	...t. temporaire de l'art. carotide avec un ruban de soie (après l'opération on relâche la ligature).				
Amer. journ., t. xxvi, p. 5. 5.	W. Gibson.	Reynold, garçon.	17	Avant de procéder à l'extirp... d'une tumeur du cou.	...ature de l'art. carotide.			Le 37e jour.	Guérison.
Transact., t. vii, p. 112.	W. Goodlad.	Kershow.	âge moy.	Tumeur à la face et du cou... levée.	...t. de l'art. carotide (avant l'opération).			Le 12e jour.	Guérison.
Trans. Med, mai 1833.	Luc.	T. B.	45	Escarre.	...ature de la carotide.			Le 33e jour.	Guérison.
London Med. j., 1827, avril, p. 337.	B. Travers.	John Mansell.		Tumeur fongueuse de la j. droite.	...t. de la carotide commune.			Le 16e jour.	Mort le 17e.
L. med. journ., 1827, nov., p. 408.	Ch. Mayo.	Emman. Smith.	26	Dans le but d'atrophier une... meur au-dessus de l'oreille	...t. de l'art. carotide prim.			Le 17e jour.	La plaie est cicatrisée après 1 mois mais la tumeur augmente, meurt si... mois après
Med. gaz., t. vii.	H. Porter.	E. Rourke, femme.	40	Tumeur sur le côté droit du... qui s'abcède 4 mois après... ligature et disparait.	...t. de l'art. carotide à trois lignes de son origine.			Le 9e jour.	Guérison de la plaie le 30e.
Trans. med, fév. 1833, p. 155.		Un officier.		Anévrisme de la glande tyroïde	...gature des 2 tyroïdiennes.			8e et 10e jours.	Guér. en 5...
L. Med. gaz., t. ix, p. 434.	Brodie.	Th. Antrim.	50	Anévrisme spontané de l'art. sous-clavière droite.	...ature de la sous-clav., derrière la clavicule.	Cinq hémorrag.			Mort le 6e j...
Med. gaz., t. viii, p. 106.	V. Mott.	W.	28	Anév. spontané de l'art. ax...	...t. derr. la clav. (lig. unique).			Le 15e jour.	Gué. en 12 j...

OUVRAGE.	CHIRURGIEN.	NOMS DU MALADE.	AGE.	MALADIE.	PROCÉDÉ OPÉRATOIRE.	HEMORRHAGIES.	ACCIDENS.	DATE DE LA CHUTE des ligatures.	ISSUE.
Nouv. Biblioth. méd., tom. VIII, 156, 1825.	Roux.			Anév. spontané dans le creux de l'aisselle.	ligature derrière la clavicule.				Le mal. sort en voie de guérison.
Boyer, t. II, 240.	Ramsdem.	Un malade.	36	Anév. spontané de l'axillaire.	ligature unique derrière la clavicule.				Mort 5e jour.
Méd. chir. transact., vol. 12, p. 12.	Mayo.	Warner, Th.	38	Anév. spontané de l'art. axillaire.	lig. de l'art. der. la clav.	Hémorr. légère, cinq autres hémorr.			Mort.
Revue méd., t. IX, 221, 1822.	Dupuytren.	Un homme.		Anév. de l'artère axillaire.	ligature derrière la clavicule.				Guérison.
Ch. Boy., 246. t. II.	Post, de New-Yorck.	Un malade.		Anév. de l'artère axillaire.	lig. derrière la clavicule.		Ouverture spontanée du kiste	Le 18e jour.	Guérison le 48e jour.
Ch. de B., t. II, 244.	W. Blizard.	Vieillard.		Anév. de l'artère axillaire.	ligat. derrière la clavicule.				Mort le 4e j.
Ch. de Boy., t. II, 245.	D. Colles.			Anév. de l'artère axillaire.	ligat. derrière la clavicule serrée incomplètement; on serre le 4e jour.		Sentiment de strangulation au 9e.		Mort.
Boyer, 246. t. II.	Colles.			Anévrisme axillaire.	ligat. derrière la clavicule.		Délire, gangrène	—	Mort le 5e j.
Revue méd., t. IX, 314, 1822.		Un malade.	38	Anév. de l'artère axillaire.	ligat. derrière la clavicule.				Mort le 11e j.
Clin. de Dupuytren., IV, p. 524.	Dupuytren.	Chevalet.	57	Anév. faux consécut., de l'axillaire gauche.	ligat. derrière la clavicule.	4 hémorr. du 6e au 11e jour.		Le 11e jour.	Guér. après 2 mois.
Chirur. de Boy., t. II, p. 234.	Roux.	Un vigneron.	22	Anévrisme Spont. de la partie inf. de l'axillaire.	deux ligatures plates plus près du cœur, nouées sur un petit cylindre.	Hém. le 11e j.		28e jour.	Guérison.
L. Med. gaz., v. II, p. 242.	W. P. Nichols.	Mlle Newman	21	Anévris. spontané de l'artère sous-clavière.	ligature de la sous-clavière près de l'anévrisme.			Le 20e jour.	Guér. le 23e.
Med. gaz., t. VII.	H. Porter.	W. Austen.	40	Anévrisme spontané de l'artère sous-clavière.	ligature de l'artère sous-clavière.			17e jour.	Guér. le 21e.
Lond. Med. g., p. 504. 1827.	Brodie.	John Habert.	56	Anévrisme spontané de l'artère.	ligature de la sous-clavière gauche.		Appar. de gang.		Mort le 5e j.
Archives, tom. XXVII, p. 259.	Mott.	Willams.	28	Anévrisme spontané de l'artère.	ligature plus près du cœur.			Le 12e jour.	Guér. le 28e.
Lond. Med. gazette, t. IX, p. 185.	Post, de New-yorck.	Un homme.	27	Anévrisme brachial (partie pér.) en levant un fardeau.	ligature de l'art. sous-clavière.			18e jour.	Guérison.
Id. — Février, 1828, p. 135.	B. Cooper.	Willams Weton.	38	Anévrisme de l'axillaire droite.	ligature de la sous-clavière.				Guérison.
Lond. Med. g., 1827, p. 502.	Avendt.	Un homme.	30	Anévrisme axillaire.	ligat. de la sous-clavière droite.			6e jour.	Gué. en 4 s.
Trans. med., av. 1829, j. angl., p. 314.	A Philadelphie.	Homme.		Anévrisme axillaire.	ligature de la sous-clavière.				Mort le 10e j.
Lond. Med. g., p. 333, 1827.	B. Travers.	W. Cottrell.	73	Anévrisme de la sous-clavière.	ligat. de la sous-clavière.		Pleurésie.		Mort le 5e j.
Archives, t. VIII, p. 595, 1825.		Marni.		Anévrisme de l'artère axillaire gauche.	ligat. de la sous-clavière.				Gué. le 26e j.

OUVRAGE.	CHIRURGIEN.	NOMS DU MALADE.	AGE.	MALADIE.	PROCÉDÉ OPÉRATOIRE.	HÉMORRHAGIES.	ACCIDENS.	DATE DE LA CHUTE des ligatures.	ISSUE.
Ch. de Boy., t. II, p. 244.	Th. Blizard.	Un malade.		Anév. de l'art. sous-clav. gauche.	ligat. plus près du cœur sous la clavicule.		Dispnée, délire.		Mort le 8e j.
Chirurg. de Boyer, t. II, p. 240.	Ramsden.	Homme.	30	Anév. de l'art. axillaire droit.	ligature au commencement de l'axillaire.		Accid. nomb.		Mort 5 j. ap. l'opér.
Med. gaz., t. VIII, 593.	T. Rossing.			Anévrisme de l'art. axillaire.	ligature qui ne tombe que le 85e jour.			Le 85e jour.	Guérison.
Mém. de l'Acad. de méd., 2e fascicule.	Breschet.	Un malade.	40	Anévrisme faux consécutif de l'artère axillaire.	ligature de l'axillaire, double cordonnet de soie.	Le 6e jour.			Mort le 8e.
Médico-chir. trans. t. VI. p. 128.	Chamberlaine.	Un nègre.	25	Anévrisme traum. de l'art. axillaire.	ligature sous la clavicule.			17e jour.	Gué. le 35e j.
Ch. de Boy., t. II, p. 219.	Desault.	Homme.	30	Anévris. faux primitif de l'axill.	ligature large de l'artère axillaire sous la clavicule.		6e j., gangrène.		Mort.
Ch. de Boy., t. II, 222.	Maunoir de Genève.	Liodet.	14	Anévris. faux primitif de l'axillaire.	Deux ligatures au niveau de la tête de l'humérus, section entre elles.	Hém. lég. le 11e j.	Grang. sèche de la 1re phal. des 3 dern. doigts.		Guérison.
Ch. Boy., t. II, p. 231.	Keate.	Soldat.	25	Anévris. de l'art. axillaire (par suite de phlegmon du bras).	ligature sous la clavicule.				Guérison.
Trans. méd., oct. 1833. p. 153.	Baccanan.	Will. Stewar.	55	Amputation par suite d'une brûlure hémorrhagie.	Ligature de l'artère sous-clavière.				Mort le 17e j.
Journ. hebd., t. IX, p. 226.	Moulin.	Jeune homme.	19	Anévrisme, brachial.	Ligature au-dessus.				Guérison.
Arch., t. X, 132, 1826.	Larrey.	Jeune soldat.		Anévrisme faux consécut. huméral.	Ligature unique au-dessus.				Guérison.
Revue méd., t. 1er, p. 30, 1829.	Dupuytren.	Un homme.	32	Anévrisme faux consécutif brachial (saignée).	Ligature au-dessus.		5e j., érysipèle.	Le 11e jour.	Gué. le 45e j.
Revue méd., t. IV, p. 66, 1829.	Bologna.	SocatoDominiq.	86	Anévrisme faux de l'artère brachiale.	Ligature temp. de la brachiale sur un cylindre de toile emplastique ; cette ligat. ayant été levée trop tôt on en place une seconde le 5e jour.				Gué. le 47e j.
Lond. Med. g., p. 818, 1827.	White.	Th. Taylor.		Anévrisme au pli du bras (saignée).	Ligature au-dessus et au-dessous du point piqué.				Mort.
Lond. Med. jour. 1827, juillet, 26.	Travers.	Mary Bradfort.	20	Anévrisme traumat. de la brachiale (saignée).	Ligature au-dessus et au-dessous.	5 hém. arrêtées par la lig.			Gué. le 22e j.
Lond. Med. jour. 1827, février, p. 147.	Brodie.	J. R.	41	Anévrisme traumat. de l'art. brach. (saignée).	Ligature de la brachiale au-dessus et au-dessous le surlendemain.			Le 11e et 13e j.	Guér. le 30.
Lond. Med. jour. 1827, février, p. 148.	Brodie.	Chambert.		Anévrisme faux de l'art. brachiale (saignée).	ligat. de l'art. hum. 2 fois au-dessus et 2 fois au-dessous.			Les 4 lig. tombent le 10e j.	Guérison en 1 m.
Jour. de méd. ch. t. I, p. 252, 1818.	Watson.			Anév. faux primitif de l'art. humérale.	ligat. de l'art. humérale avec des fils de soie.			Expulsion de la lig. 2 m.	Guérison.

OUVRAGE.	CHIRURGIEN.	NOMS DU MALADE.	AGE.	MALADIE.	PROCÉDÉ OPÉRATOIRE.	HEMORRHAGIES.	ACCIDENS.	DATE DE LA CHUTE des ligatures.	ISSUE.
Larrey, t. III.	Larrey.	Léonard.	20	Anévrisme faux conséc. de l'art. cub.	Ligat. de l'humérale sur un cylindre.				Guéris. en 6 simaines.
Société méd. d'observ. Archives, n. 150.	Roux.	Claude Thomas.	22	Blessure à la part. supér. de l'avant-bras, hémorrh. qui se renouvelle.	Ligat. de l'art. brach., 2e ligature au-dessous de l'aisselle.	Hémorrhag. par la plaie, le même jour; 6 autres hémor.		Le 2e j. le 13e j.	Guéris. après 2 mois.
Gazette méd. 1833, p. 649.		Jeune homme.	18	Blessure de la part. sup. de l'av.-bras.	Ligat. de l'humérale.	L'hém. continue compression.			Guérison.
Trans. med. g. t. x. p. 271.	Roux.	Jeanne.		Anévrisme variqueux (arterio-veineux Hunter), de l'art. brachiale.	Ligat. de l'art. humérale.			Chute de la lig. et du cylindre le 22e jour.	Récidive.
Lond. Med. gaz.,1827, 569.	Ballingall.	Suterland.		Plaie de l'artère radiale.	Ligature au-dessus du carpe,		4 hém. La 2e vient du point où l'art. a été liée; on prat. une nouvelle lig. au-dessus et au dessous.		
Gaz. méd. 1833.	M. Sommé.	Gordens.	23	Anévrisme spontané de l'art. cub.	Ligat. au-dessus.				Gué. en 2 m.
Revue méd., t. 11, 1830.	Mussey.	J. Patté.	20	Anévrisme par anastomose du sommet de la tête.	Ligature de l'artère carotide primitive gauche; les pulsations continuent, 12 jours après, ligature de la carotide droite, et 50 jours plus tard ablation de la tum.				Guérison 2 m. après l'ablation de la tum.
Revue méd. t. 11, p. 518.	Avendt.	Un jeune hom.		Anév. par anastomose couvrant la moitié droite de la tête.	Lig. de l'art. carot. droite.	Hémorrhagies très légères après 2 m.			Guéris. 5 m. après l'op.
Trans. med. chir. vi, p. 111.	Dalrymple.	Dinahfield.	44	An. par anastomose de l'orbite.	Lig. de l'art. carot. prim. 2 lig.			Le 27e jour.	Guér. 103 j. après l'op.
Boyer, t. 11, p. 210.	Travers.	Stoffel.	34	Tumeur fougueuse sanguine dans l'orbite, anévrisme par anastomose.	Ligat. de l'art. carotide primitive; 2 ligatures à 3 lignes l'une de l'autre.			La 1re le 21e. La 2e le 22e.	Guérison.
Trans. med. 1828. — p, 320.	Maclachlan.	W. Maclure.		Tumeur pulsative à la tête.	Ligat. de l'art. carot. prim.				Mort le 14e j.
Répertoire d'an. et physio. pathol., t. vi, p. 232.	Dupuytren.	Dumane Etien.	25	Dilatation anévrismatique des artères de l'oreille, de la tempe et de l'occiput.	Lig. de l'art. carot. primitive.			Tombe le 12e j.	Guérison.
Revue méd., t. ix, p. 113, 1822.	Delpech.	Bouteille Fran.	19	Tumeur sanguine dans le sinus maxillaire gauche.	Ligat. de l'art. carot. primitive g., plusieurs ligatures accessoires.			1 lig. access. le 4e j. id. le 5 et le 7. Lig. de la carot. le 17.	Gué. en 2 m.
Mél. de chir. étran. t. III, p. 476.	W. Godlad.	Kerkow, femm.		Tumeur de la partie latérale de la face, de 28 pouces de circonférence.	Ligature de l'artère carotide primitive pour faciliter l'extirpation de la tumeur.				Guérison.
Archives, t. xiv, p. 432, 1827.	Lisfranc.	Jeune fille.		Fungus hémotodes dans l'échancrure parotidienne.	Ligat. de la carotide primitive.	Hém. le 10e j. par rupture au dessous de la ligature.			Mort.

OUVRAGE.	CHIRURGIEN.	NOMS DU MALADE.	AGE.	MALADIE.	PROCÉDÉ OPÉRATOIRE.	HEMORRHAGIES	ACCIDENS.	DATE DE LA CHUTE des ligatures.	ISSUE.
Mél. de chir. étrang. t. III, p. 471.	Collier.	W. Ball, hom.	9	Blessure derrière la mâchoire, hémorrhagie que la compression ne peut arrêter.	ig. de la carot. primitive.		2 Erysipèles.		Guér. après 20 jours.
Trans. med. av. 1828.	Wardrop.	J. Nowland.	22	Tumeur variqueuse à la temp.	igat. de l'art. temporale, par Balanton, sans succès. — Lig. de l'art. carot. primit.			Le 25e jour.	Guérison.
Journ. de méd. et de chir., t. XIII, p. 203, an 1822.	Walther.	Otto Jacob.	33	Goître anévrismal.	ig. de l'artère thyroïdienne supérieure.			Le 8e jour.	Guérison.
Arch., t. XXIII, 837.	Scarpa.	Fille.	5	Anév. par anastomose au front.	ligature de 4 branches artér.				Insuccès.
Pelletan, Clin. chir. t. II, p. 59.	Pelletan.	Micard.	18	Anév. variq. des art. temp. occip.	igat. de l'artère temporale.	Plus. hémorr.			Pas de guérison, morte d'indigest.
Velpeau, Méd. op, t. 1, p. 195.	A. Cooper, 25 juin 1817.				igat. de l'aorte 3/4 de pouces au-dessus des iliaques primitives.				Mort 40 h. après.
Med. gaz. t. VII, p. 185.	James.	J. W.		Tumeur anévris. dans la partie inf. de l'abd.	On lie l'aorte à 11 lignes au-dessus de la bifurcation.				Mort le même jour.
L. Med. journ. 1827, oct., p. 371.	Mott de Philadelphie.			Anévrisme de l'art. iliaque.	ig. de l'art. iliaque primitive.	Hémorr. mortelle le 10.			En voie de guérison.
Med. gaz. t. VII, p. 147.	Ph. Crampton.	Un soldat.	30	Anévr. spont. de l'artère iliaque ext., plus, Anévr. spont. de l'art. poplitée.	ligature de l'art. iliaque primitive (une ligature).			Le 8e jour.	Mort le 10e j.
Mél. de chirurgie étr.	W. Stewens.	Maila.		Anévris. de l'art. fessière gauche.	lig. de l'art. iliaque interne à 6 lignes de son origine.			Après 3 semai.	Guéris. après 6 sem.
Trans. méd. 1828, p. 468.	Pomeroy Withe.	Jacob Wolkenburg.	60	Anév. de l'art. fessière.	ligature de l'iliaque interne à 1 pouce de la bifurcation.				Guéris. après 4 sem.
Trans. med. ch. t. XIII, p. 218.	Clot-Bey.	Arabe.		Anévris. spontané crural.	lig. de l'art iliaque externe, procédé ordin.				Guér. comp. après 2 m.
Clin. Dupuytren, t. IV, p. 524.	Dupuytren.	Berger.	45	Anévrisme à l'aine gauche (effort).	ligat. de l'art. iliaq. ext. proc. de Dupuytren.	Les 23e et 24 jours apr. l'opération.	Abcès.	16e jour.	Guér. 68 j.
Archives, t. XXX, p. 114.	Ast. Cooper.	Marin.	40	Anév. de l'art. crural (effort).	lig. de l'iliaque ext. — Lig. de soie large.			22e jour.	Guérison.
Med. chir. transact. vol. XII, 95.	Salmon.	Broad Thomas.		Anévrisme inguinal spont.	lig. de l'artère iliaque externe.			3e semaine.	Guérison.
Mél. de ch. étrang.	Jones Smith.	Th. Gather.	56	Anév. spontané à l'aine droite.	ligat. de l'art. iliaq. externe, procédé d'Abernethy, excepté qu'on n'employa qu'une lig. fine de soie.		Péritonite lég. saignée.	26e jour.	Guér. 2 m.
Jour. de Corvisart. t. XVIII, p. 126.	Cols.		30	Anévrisme spontané de l'art. crurale droite.	ig. de l'art. iliaque, deux ligatures, section au milieu.	Ulcérat. de la tumeur le 8e j.		Le 16e 17e j.	Guér. 2 m.
London, Med. gazette, t. IX, p. 61.	Guthrie.	Wookley.	27	Anév. spont. de l'art. crurale.	ligature de l'art. iliaque ext.		Affaibliss. graduel.		Mort le 5e j.

OUVRAGE.	CHIRURGIEN.	NOMS DU MALADE.	AGE.	MALADIE.	PROCÉDÉ OPÉRATOIRE.	HEMORRHAGIES.	ACCIDENS.	DATE DE LA CHUTE des ligatures.	ISSUE.
...nd. Med. gaz. t. ix. p. 62.	Guthrie.	Th. Cobley.		Anév. spont. de la partie sup. de l'artère fémorale.	Ligat. de l'art. iliaque ext.		Sphacèle du membre.		Mort 60 h. après.
...vue méd., t. ii, 1820.	Norman.	Un homme.		Anévrisme de l'artère crurale.	Lig. de l'iliaque ext., procédé du doct. Jones, lig. fine serrée.				Guérison.
...rans. méd., mai, 1833, p. 434.		Georges.		Anévrisme de l'artère crurale.	Lig. de l'iliaque externe.			Le 22e j.	Guéris.
...zette méd., 1823, Mém. de M. Michel.				Anévrisme crural.	Lig. de l'art. iliaque externe.				Guérison.
...zette méd., 1833, p. 654.	M. Saint-Clair.	Un homme.	28	Anévrisme inguinal.	Ligat. de l'iliaq. ext. immédiatement au-dessus.				Guéris 5 m.
...urn. de Méd. et Ch., 1818, p. 96, t. 1er.	Colles.	James John.	29	Anévrisme inguinal.	Lig. de l'art. iliaq. ext. — Lig. de l'art. épigast. pend. l'opér.			13e, 19e jours.	Guéris. 39e j.
...vue méd., t. ii, p. 95, 1825.	Avendt.	Un Russe.	44	Anévrisme de l'aine gauche.	Lig. de l'art. iliaque externe.		Taches gang.	Le 29e j. chute de la lig.	Guéris. 2 m. et demi.
...rans. med. janv. 1832, p. 33.	Guthrie.		28	Anév. au niv. du lig. de fallope.	Lig. de l'iliaque ext.				Guér. 5 sem.
...urn. Corvisart, t. xxi, p. 403.	Abernethy.	Un Suédois.	35	Anév. de l'art. fem. au-dessous du lig. de fallope.	Deux lig. sur l'art. iliaq. ext. sans diviser l'artère.			10e jour.	Guéris. 2 m.
...chives, t. iv, p. 432, 1827.		David.	54	Double anévrisme fémoral.	Lig. de l'un et l'autre art. iliaq., la 2e après la guérison de la 1re.			La 1re le 24e j., la 2e le 26e j.	Guéris. 33e j.
...rans., t. vii, p. 136,	Collier.	John Morrizis.	24	Anévrisme de l'artère fémorale.	Lig. de l'iliaq. externe.		Froid 4 h. apr., taches gang. aux malléoles.		Mort le 4e j.
...cherand, nouv. biblioth. t. iii, 1828.	Richerand.	Un cabaretier.	32	Anév. de l'art. fém.	Ligat. unique de l'art. iliaq. ext.				Guér. le 18e j.
...rans. med., journal angl., janv. 1832.	B. Cooper.	H. Jacob.	44	Anév. de l'art. fém.	Ligat. de l'iliaq. ext.			22e jour.	Guér. le 22e j.
...rans. med. 1828, p. 328.	Brodie.	Patrick Cormel.	24		Ligat. de l'iliaq. ext.				Guéris.
...urn. de Corvisart.		Martin Renaud.	26	Anév. faux, consécutif de l'art. crurale.	Ligat.				Guérison.
...urn. des Progrès, t. ii, p. 129.	Valentin Molt.	L. P., aff. de syphylis.	30	Exist. simul. de deux anév., l'un de l'art. poplitée droite, l'autre de l'art. crurale gauche.	Lig. de l'art. fém. droite; lig. de l'art. iliaq. ext. du côté gauche.		Rup. de l'anév. crur. av. l'op.		Guérison av. claudicat.
...rans. méd., p. 76.	Aherwend.	Petry,—	27	Anév. inguinal et poplité.	Lig. de l'iliaq. externe.			2e mois.	Guéris.
...rans. méd., 1828, p. 325.	Wright.	W. Smith.	32	Anév. fém. et poplité.	Lig. de l'art. iliaq. ext.				Guéris.

OUVRAGE.	CHIRURGIEN.	NOMS DU MALADE.	ÂGE.	MALADIE.	PROCÉDÉ OPÉRATOIRE.	HEMORRHAGIES.	ACCIDENS.	DATE DE LA CHUTE des ligatures.	ISSUE.
London Med. journ. 1827, août, p. 97.	H. L. Gibbs.	Alex. Katschia-lof, mar. russe.	39	Ulcérat. à la cuisse, hémor. de l'art. fém. Anév. par érosion.	g. de la fém. à un pouce au-dessus et au-dessous de l'ul-cère et section de l'art. Lig. plus haut. Lig. de l'iliaq.	Le 10e jour, hémor. par le bout sup. ; le 26e jour nouv. hémor.		Le 9e j. chute de la lig. inf.	Guérison la plaie l'abd. 64e j.
Revue méd., p. 23.	Dupuytren.	Un homme.	30	Anév. de l'art. fém.	g. de l'art. crurale.		Érisypèle.	Le 10e jour.	Guéris.
Scarpa, Réfl. et observ. p. 446.		Pier. Farinassi.	34	Anév. fém.	g. de la fém. à un demi-pouce au-dessous de la profonde.			Le 14e jour.	Guérison 35e j.
Journ. Sédillot, t. v, p. 123.	Lacoste.	Cauzat.		Anévrisme de l'artère fémorale.	lig. sur un rouleau de toile. ux ligatures au-dessus.		Hém. veineuse le 19e j., sup-primée d'elle-même.		Guérison 57e jour.
Journ. hebdom., pag. 223.	Moulinié.	P. Bonnefond.	49	Anévrisme de la partie inf. la fémorale.	gat. de l'art. fém., procédé de Jones.	16e jour.			Guér. 40e
Revue médicale, t. 11, 1832, p. 273.	Mott, de New-Yorck.	Ch. Fordham.	13	Anévrisme fémoral diffus.	gat. de l'art. fémorale.				Guérison.
Non publiée recueillie par M. Barthe, interne.	Lisfranc.	Favolte.	22	Balle dans la jambe, 29 juill 1830. — Anévrisme fa... primitif.	gat. de la fémorale au tiers sup., le 2 août (lig. unique).		Aucun accident.		Guérison.
Revue méd., t. 11, p. 155. — 1825.	Roux.	Un malade.		Anévrisme spont. de l'art. po...	gat. de l'art. fém., au tiers sup.				En voie guérison
Pelletan, Clin, ch., t. 1, p 176.	Pelletan.			Anévr. par dilat. de l'art po...	gat. de l'art. fémorale.			22 j. après l'op., on coupe la ligat. avec un bistouri bout.	Guér. 30e
Lond. Med. journal, juillet 1827, p. 28.	Travers.	Thomas Weale.	25	Anévr. spont. de l'art. popl. Peu de temps après la pre-mière guér., an. popl. dr...	gat. de la fémorale. gat. de la fémorale.			Le 19e jour. Le 13e jour.	Guér. en 4. Gué. le 30
Lond. Med. journal, août 1826, p. 134.	Ch. Bell.	Adams, nègre.		Anévr. spont. de l'art. poplit...	gat. de la fémorale.		Les puls. persistent, l'art. était div. en 2 troncs réunis plus bas.		Mort le 6e
Mém. de l'Institut, v. 1.		Un malade.		Anévrisme par dilatation.	gat. de la fémorale.				Guérison.
L. Med. journ., mai 1826, p. 359.	Benja.	Un homme.	50	Anévr. spont. de l'artère po...	gat. double de l'art. fémorale au tiers sup. Nouvelle ligat.	Le 3e jour.			Guérison.
Med. gaz., t. 7.	Guthrie.	Cangheren.	33	Anévr. spontané de la popli... (suite d'un coup sur la jamb...)	gat. de la fém. en haut; une seule ligature de soie.			Le 30e jour.	Guérison.
L. Med. journ., avril 1826, p. 272.	J. M. Arnolt.	John. William.	34	Anévr. spont. de l'art. poplit...	g. de la fém. supérieurement.			Le 31e jour.	Guér. 33
Med. g., t. vii, p. 158.	Guthrie.	W. Cooper.	26	Anévr. spont. de l'art. popl.	gat. de la fém., trois pouces du lig. de Fallope.		Plaie suppure.		Guér. en 2
Med. gazette, t. viii, p. 635.	(Guy Hospital.)	Gronga Charles.	49	Anévr. spont. de l'art. poplit...	gat. de l'art. fém. inférieure-ment.		Gangr. de la jambe, supp. épuisement.		Mort après mois.

OUVRAGE.	CHIRURGIEN.	NOMS DU MALADE.	AGE.	MALADIE.	PROCÉDÉ OPÉRATOIRE.	HÉMORRHAGIES.	ACCIDENS.	DATE DE LA CHUTE des ligatures.	ISSUE.
Rev. méd., t. II, 1829, p. 372.	Dupuytren.	Un homme.	35	Anévr. de l'espace poplité.	Lig. de l'art. fém. au tiers sup.		Gangr. du pied.		Mort.
Archives, t. II, p. 645, 1826.	Larrey.	Jeune artilleur.		Anévrisme poplité.	Lig. au-dessus de la fémor.				Guérison.
Pelletan, Clin. ch., t. I, p. 152.	Pelletan.			Anévr. avec rupt. de l'art. po[plitée].	1re ligat. sur l'art. fém., 2 fils d'attente.		Abcès prof. dans la cuisse.		Mort 5 mois après l'op.
Pelletan, Clin. ch., t. I, p. 158.	Pelletan.	Un homme.	70	Anévr. de l'art poplitée.	Lig. sur l'art. fémorale.	Hém. le 40e jour, 41e idem.		Section des ligat. le 25e jour, supp., gangr. dans l'ép. du mem. comm. avec l'incis.	Mort le 42e j.
Scarpa, Réfl. et obs., p. 430.	Scarpa.	J. Fiorrini.	42	Anévrisme poplité.	Lig. de la fém. au tiers sup.	!	Douleurs.	Chute de la ligat. le 18e jour.	Guér. après 2 mois
Scarpa, Réfl. p. 438.	Scarpa.	Carlo Comello.	46	Anévrisme poplité.	Lig. de la fém. au tiers sup.		Erysipèle.	21e jour.	Guér. ap. 6 s.
Scarpa, Réfl. et obs.	Scarpa.	Ant. Vigrini.	44	Anévrisme poplité.	Lig. de l'art. fém. sur un rouleau de toile au tiers sup. de la cuisse.			18e jour, abcès profond.	Mort 40e j.
Scarpa, Réfl. et obs., p. 443.	Morigi.	Meunier.	33	Anévrisme poplité.	Lig. au tiers sup. de la cuisse ; ligat. d'attente.	21e jour.		Chute de la lig. le 17e jour.	Guér. 40e j.
Transac. med., juillet 1833, p. 40.	W. G. Cooper.	Un cultivateur		Anévrisme poplité.	Lig. de l'artère fémorale.				Guér. 17e j.
Gaz. méd., 1833, p. 4.	Sam Cooper.	Un homme goutteux.		Anévrisme poplité.	Lig. de l'artère fémorale.		5e j. sphacèle, amput. de la cuisse ; l'art. ne donne pas de sang. (Gangrène.)		Guér. en 6 semaines.
Lond. Med. g. p. 332.— 1827.	B. Travers.	Hiellstrom.	30	Anévrisme poplité.	Lig. de la fémorale (une seule).				Guér. en 8 m.
Revue méd., t. 3. — 1827.	Lawrence.	Un homme.	39	Anévrisme poplité.	Ligature de l'artère fémorale avec un fil de soie.	Hémor. le 22e j.			Guéris. 16 j.
Lond. Med. g. p. 506. — 1827.	Simpson.	Jos. Haucock.	28	Anévrisme poplité.	Lig. de la fémorale droite (une seule).				Guéris. 2 m.
Répert. d'anat. et de physiolog., p. 137, t. v.	Ehrmann.	M. Kieffer.	44	Anévr. de l'art. popl. droite.	Ligature de l'artère fémorale.				Guérison. Guérison.
Journ. de méd. et de chir., t. I, p. 248.— 1828.	Ast. Cooper.	Will. Heydon.	80	Anévrisme de l'art. poplitée.	Lig. de l'art. fémorale, avec une corde de boyau, réunion immédiate.				Guérison.
Med. chir. trans., t. XI, p. 104.	Roberts.	L. Lewis.	32	Anévrisme poplité.	Ligature temporaire levée après 24 heures.				Guéris. 11 j.

OUVRAGE.	CHIRURGIEN.	NOMS DU MALADE.	AGE.	MALADIE.	PROCÉDÉ OPÉRATOIRE.	HÉMORRHAGIES.	ACCIDENS.	DATE DE LA CHUTE des ligatures.	ISSUE.
Transact. med., t. III, p. 142.	Behier.	Jean Ové.	45	Anévrisme de l'art. poplitée.	Ligat. temporaire de l'art. fém. sur un cylindre de sparadrap, lig. d'attente.				Guérison.
Trans. med., décemb. 1832, page 512.	Marc Sarlan.	J.P.	42	Anévrisme dans le creux jarret.	Ligat. de la fémorale.	Le 9e jour.		Le 25e jour.	Guéris. 40e
	Larrey.	Franç. Feriol.	39	Anévr. faux cons. de l'art. poplitée.	Ligat. serrée graduellement sur un cylindre.			Otée le 23e jour.	Guérison.
Gazette méd. 1833.	Dupuytren.	Chef d'escadr.		Anévrisme poplité (suite d'une blessure d'arme à feu).	Ligature de la crurale.				Guérison.
Revue méd., t. 2, pag. 155. — 1825.	Roux.	Un homme.		Anévrisme de l'artère poplitée faux primitif.	Ligat. de l'art. fémor. tiers sup.				En voie de guérison
Trans. med., déc. 1832, 513.	Marc Sarlan.	P. P.	38	Anévr. de l'art. poplitée droite et de l'art. tibiale antérieure.	Ligat. de la fémorale à son tiers supérieur.				Guérison.
Cliniq. chirurg., t. XV, p. 610.	Dupuytren	Gombaut.		Anévrisme par diffusion de jambe droite.	Ligature de l'artère fémorale.			Le 20e jour.	Guérison.
Lond. Med. gazette, juill. 1824, p. 400.	R. Robinson.	W. Warren.	36	Anévrisme poplité diffus.	Ligature de l'artère fémorale.			Le 20e jour.	Guéris. 3
Journ. de méd., p. 253. 1818.	Gawardin.				Ligat. de l'art. fémor. avec des fils de soie; réunion imméd.				Guérison.
Med. gaz., t. VI, pag. 92.	Lyston.	M. Léon.	28	Hémorrh. après une amput. la jambe.	Ligature de la fémorale.			Le 18e j.	Guérison.
Clin. de chir. Dupuytren, t. XV, p. 614.	Dupuytren.	Marie Barbe.	62	Anévrisme des artères de jambe (fracture).	Lig. de l'art. fémor. à la partie moy. de la cuisse.			Le 15e jour.	Guérison.
Archives méd., t. XIII, p. 544. — 1827.		Firmin.	45	Anévrisme des art. tibiales	Ligature de l'artère fémorale; réunion immédiate.				Guéris. 3
Répert. d'anat. et de phys., p. 250, t. V, 1828.	Delpech.	Jacq. Boudet.		Anév. de la tibiale et fract. de la jambe.	Ligature de l'art. fémorale.		Quelques phlyctènes vis-à-vis la fracture.		Guéris. 92
Gazette méd., p. 649.		Jeune homme.	24	Anévrisme de l'art. péronière.	Ligature de la fémorale.	Hém. le 4e jour.	Doul. rhumat.		Mort, 20e
Boyer, chir., t. 2, p. 167.	Desault.	Un vigneron.		Anévrisme tibial antérieur, diffusion.	Ligat. au-dessus de la tumeur.		Escarre gangr., longue supp.		Mort.
Med. gaz., t. VIII, p. 766.		W. Hart.	55	Anévrisme faux conséut. de tibiale antérieure.	Lig. de l'art. tib. antér. supér. une lig. au-dessus de la plaie, une au-dessous.			Le 16e jour.	Guéris. 2
Journ. hebdom.		Une jeune fille.	16	Anévrisme à la partie inf. de tibiale antérieure.	Ligat. de la tibiale antérieure; amputation de la jambe.	Hémorrhagie.			Mort.
Lond. Med. journ., juill. 1827, p. 27.	Travers.	John Heat.	45	Anévrisme traumatique de partie postér. de la jambe.	Ligat. de la tibiale postérieure au-dessus et au-dessous.		Abcès au mollet le 26e jour.	Chute des ligat. le 5e jour.	Guéris. 6
Transact., vol. VII, p. 328.	Guthrie.	Henri Vigard.	19	Anévrisme traum., art. péronière.	Deux ligatures de la péronière.			Le 8e jour.	Guérison.

Ire Série. Pas de branches artérielles entre le sac et la tumeur.

OUVRAGE.	CHIRURGIEN.	NOMS DU MALADE.	ÂGE.	MALADIE.	PROCÉDÉ OPÉRATOIRE.	HÉMORRHAGIES.	ACCIDENS.	DATE DE LA CHUTE des ligatures.	ISSUE.
Dictionnaire en 25 vol. Villardebo, thèse.	Wardrop.	Femme.	78	Anévr. de l'art. carot. droite.	Lig. de la carot. entre la lésion et les v. capillaires.				Guér. compl.
Id.	J. Lambert.	Femme.	40	Anévr. de l'art. carot. droite.	Lig. de la carot. entre la lés. et les capillaires.	Hém. le 17e j. fourn. par le bout sup. de l'art. ulcérée.			Mort, mais succ. de l'op. attendu que le sac et la partie inférieure de la carotide étaient oblitér.
Id.	Busch.	Femme.	36	Anévrisme de l'art. Carotide droite.	ligature.				Guérison.
Id.	Montgommery.	Homme.		Tumeur pulsative qui paraissait sortir du sommet de la poitrine.	Lig. de l'art. carotide.				Mort.
Id.	Wardrop.			Tumeur anévris. à la partie inf. droite du cou.	Lig. de la car. droite primitive, avec un intestin de ver à soie.				Mort.

Ces deux dernières sont peu concluantes; il y eut beaucoup d'incertitude sur le siége et la nature de la maladie.

IIe Série. Il existe des branches artérielles entre le sac et la ligature,

OUVRAGE.	CHIRURGIEN.	NOMS DU MALADE.	ÂGE.	MALADIE.	PROCÉDÉ OPÉRATOIRE.	HÉMORRHAGIES.	ACCIDENS.	DATE DE LA CHUTE des ligatures.	ISSUE.
Id.	Deschamps.	Homme.	60	Anév. inguinal gauche.	Lig. de l'art. crur. au-dessous.				Mort.
Id.	Ast. Cooper.			Anév. de l'art. iliaque externe.	ligature au-dessous.		Amendement.		Mort.
Id.	White.			Anév. de l'art. iliaque externe.	Lig. au-dessous de la crurale profonde.		Pas d'améliorat.		Mort par éry.
Id.	James.	Homme.	44	Anév. de l'art. iliaque externe.	Lig. au-dessous de la profonde 35 j. après, lig. de l'aorte.				Mort.
Id.	Wardrop.	Femme.	48	Anév. de l'art. innominée.	Lig. de la sous-clavière en dehors des scalènes.		Amél. d'abord.		Mort.
Id.	Dupuytren.	Homme.	40	Anév. de l'art. sous-clavière droite.	Lig. de l'axillaire.	Hémorrhagie.			Mort.
Id.	Evans.	Homme.	30	Anév. de l'art. innominée.	Lig. de la carot. droite.			Doute sur la nature de la maladie.	Guérison.
Id.	Mott.			Anév. de l'art. innominée.	Lig. de la carot. droite.				Mort.
Id.	Key.			Anév. de l'art. innominée.	Lig. de la carotide.		Graves désord. dans les cav. splanchniques de la poit.		Mort.

SECTION VII.

REFOULEMENT, TORSION.

OUVRAGE.	CHIRURGIEN.	NOMS DU MALADE.	AGE.	MALADIE.	PROCÉDÉ OPÉRATOIRE.	HEMORRHAGIES.	ACCIDENS.	DATE DE LA CHUTE des ligatures.	ISSUE.
Journ. complém. des sc. méd. t. XL, p. 84.	Amussat.	Jeune homme.	25	Anévr. faux circonsc. de la brachiale gauche (au bras).	Refoulement pratiqué du côté des radicules.	—	Aucun accident grave.		Guérison.

TABLE

DES MATIÈRES.

Pages.

§ Ier. Considérations préliminaires............ 4

§ II. Historique............................ 14

§ III. Procédés d'oblitération appliqués sur la tumeur même. 24

  1° Styptiques et Réfrigérans............ id.

  2° Compression...................... 27

  3° Incision et tamponnement............ 33

  4° Suture de la plaie artérielle.......... id.

  5° Electro-puncture.................. 34

  6° Cautérisation.................... 35

§ IV. Procédés appliqués sur l'artère au-dessus de la tumeur. 36

  1° Compression...................... id.

  2° Ligature........................ 41

  3° Compression immédiate.............. 70

  4° Bouchons mécaniques.............. 74

  5° Séton............................ 75

  6° Acupuncture.................... 77

  7° La Torsion...................... 79

  8° Le Refoulement.................. 89

  9° Les Mâchures.................... 92

§ V. Des procédés appliqués au-dessous de la tumeur, ou méthode de Brasdor.................... 95

§ VI. Résumé............................ 108

§ VII. Tableaux synoptiques................ 115

"

www.ingramcontent.com/pod-product-compliance
Ingram Content Group UK Ltd.
Pitfield, Milton Keynes, MK11 3LW, UK
UKHW021730090726
13657UKWH00002B/626